もうそろそろ帰ってくるころね。
いまごろコンビニの前かしら。
横断歩道をわたるの気をつけてね。
角《かど》をまがって、そろそろね。

「ママ、ただいま」と、
一年生のあかりちゃん。
「ママ、だいじょうぶだった?」と、
三年生の明子ちゃんは、
いつもおかあさんを気づかっています。

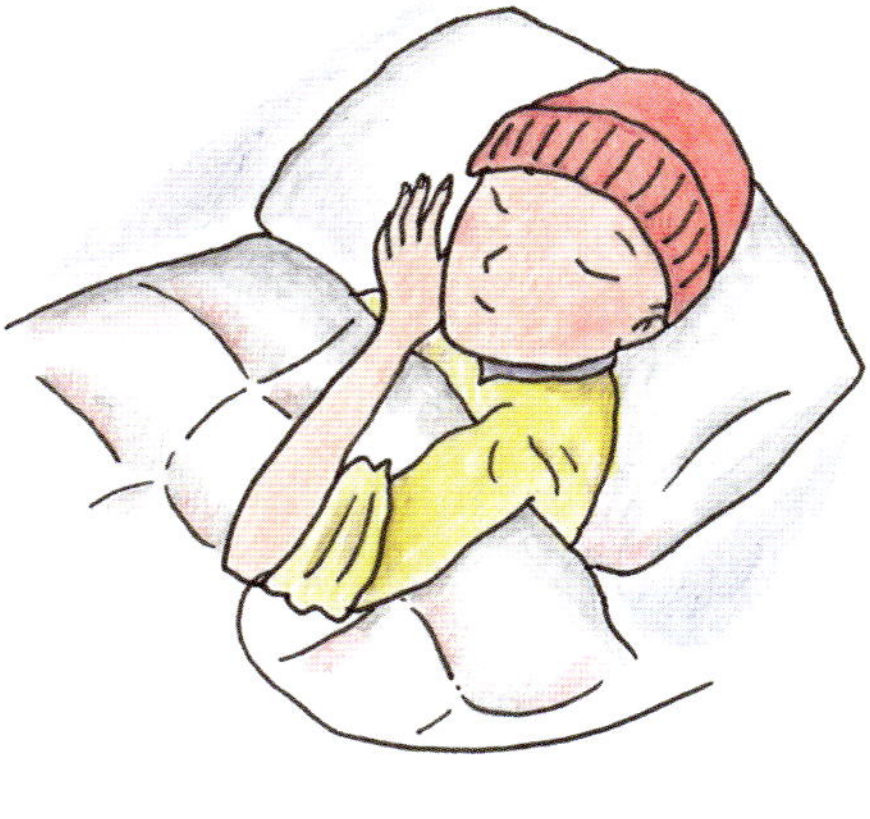

「ちょっとまって、うがいと手洗いをしてくるから」

「あかり、うがいは一分、手洗いは、ツメや指のあいだもね」

「わかってるよ。いつもおなじこといわないで。

おねえちゃんは、いつもおなじことをいうんだから」


「ママ、きょうね、運動会のリレーの選手を決めたの。

わたし選ばれちゃった」

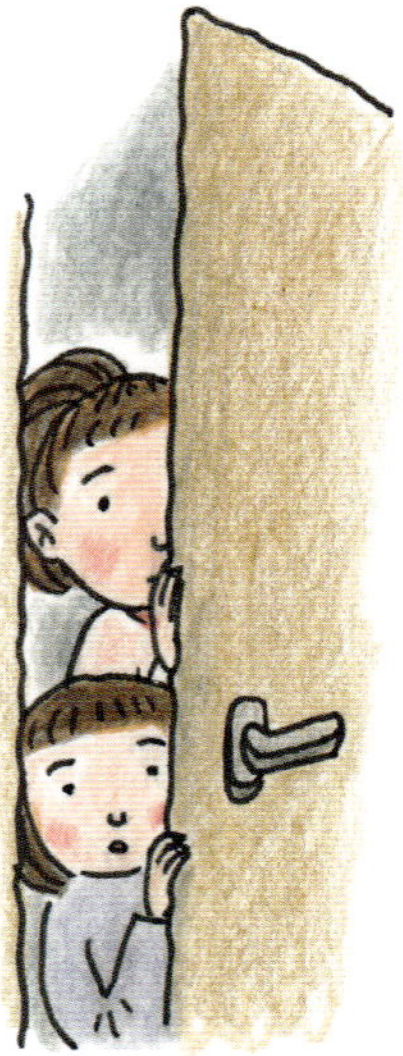

「よかったわね。ママも早くよくなって、
見にいきたいわ」
明子ちゃんとママの会話を聞いていた
あかりちゃんが、
がまんできないように
わりこんできました。
「ママ、ママ、この絵本読んで。
図書館でかりてきたの。
とってもおもしろいの」
「えっ、『わたしたちうんこ友だち?』、
おかしなタイトルね。
でも、かわいらしい絵ね。どんな話なの」
「あのね、学校でトイレにいけない子がいてね……」

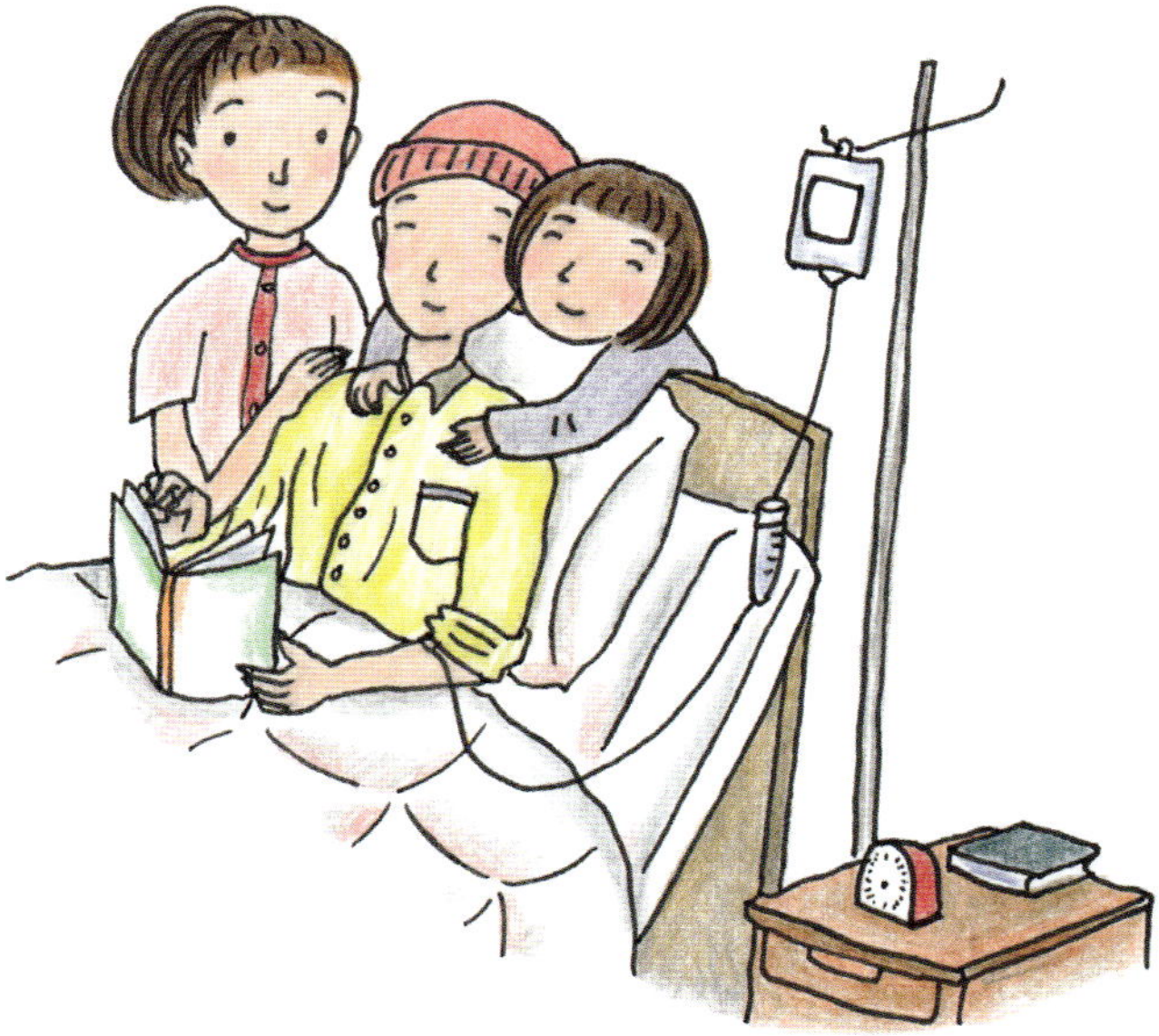

「運動会は、来月の最初の日曜日だけれど、ママ、きてくれる？」

「もちろんよ。いまから看護師さんにお願いしておくね」

「ほんと？　うれしい！」

ママが明子ちゃんと話をしているあいだに、あかりちゃんは、ママのベッドにもぐりこみました。

「こら、あかりダメよ。点滴《てんてき》の管にぶつかっちゃうわ。なんどいったらわかるの！　気をつけて」

ママが退院してきてから、あかりちゃんは、ママにあまえたくて、すぐにベッドにもぐりこみます。

二人とも、ママに会いたくて、学校からすぐに帰ってくる生活が、しばらく続いていました。

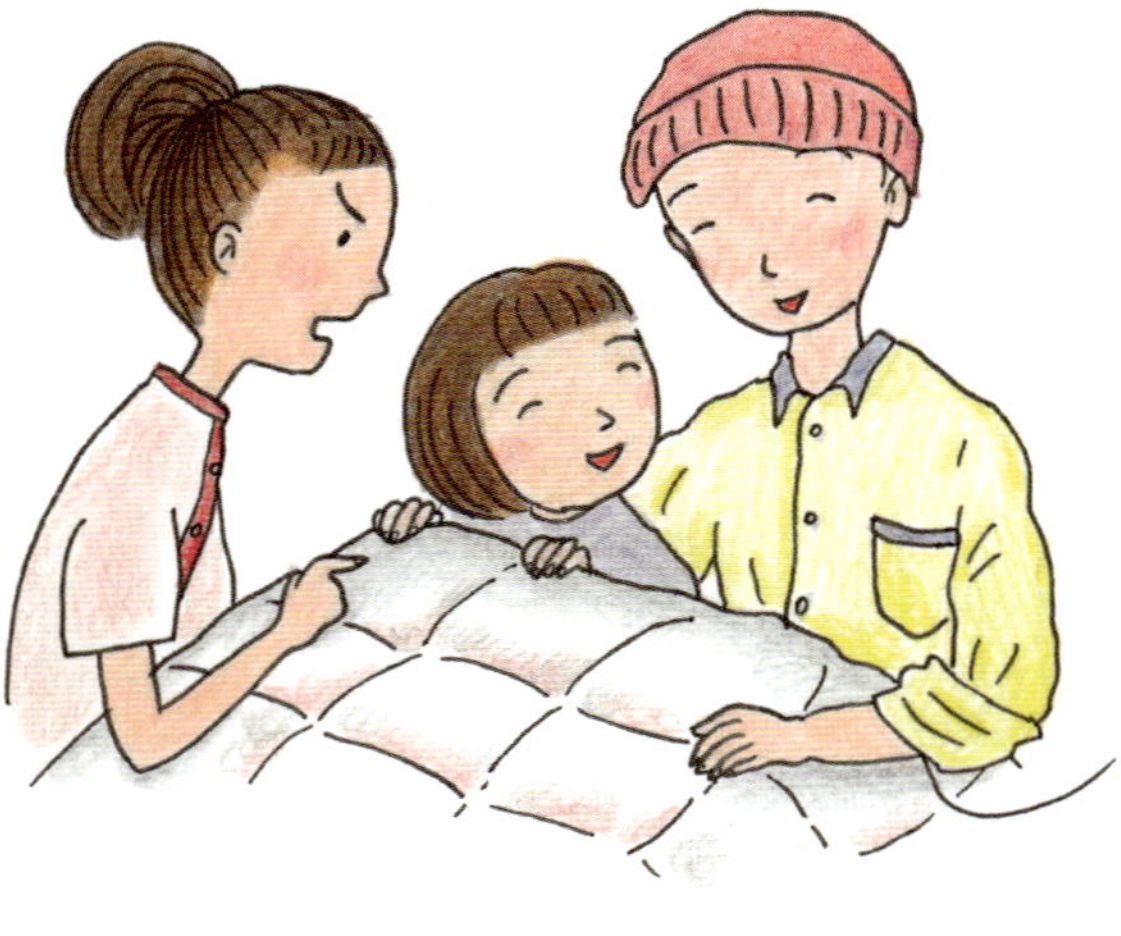

訪問看護の現場で考える

もうすぐ亡《な》くなります

――なごやかな終末をめざして

はじめに

わたしは、訪問看護師です。三十年以上、病院の看護師をしていましたが、ここ数年は、ずっと患者《かんじゃ》さんのお宅を訪問しています。患者さんによってさまざまですが（87〜97ページ参照）、わたしは在宅で療養《りょうよう》されている方が、安心して、心おだやかに生活できることを思いながら、訪問看護師として「緩和《かんわ》ケア」や「グリーフケア」にかかわってきました。

「緩和ケア」とは、専門用語をつかうと、「療養生活の援助」「療養環境の調整」「看取《みと》りの体制への相談・アドバイス」「本人・家族の精神的支援」などをおこなうことを言います。ひとことで言うと、病気が治る見込みのない患者さんのために、おもに患者さんのご自宅で、患者さんとそのご家族の支援をすることです。

これまでわたしが終末にかかわった患者さんの数は、百人を超えます。言い方を変えれば、それだけ人の命の終わりにかかわってきたということです。

もちろんわたしは、ひとりで患者さんの最期《さいご》にかかわるわけではありません。訪問看護事業所の訪問看護師とともに病院や訪問診療《しんりょう》の担当医師、看護師、ケアマネジャー、その他たくさんの在宅療養や介護《かいご》にかかわる人たちがチームになって（69～75ページ参照）、患者さんが少しでもおだやかに過ごせるように、看取りの体制をつくっていきます。すべての人たちが、患者さんが少しでもその人らしく最期を過ごせるように、多職種一丸《いちがん》となって取りくみます。その、患者さんと向きあう最前線にいるのが、わたしのような訪問看護師なのです。

訪問看護師のたいせつな役割のひとつが「ご家族と患者さんの心の橋わたし」です。患者さんとご家族がよい関係のなかで最期を迎えられるように、訪問看護師は両者の通訳的な存在となり、それぞれの思いをつないでいきます。

ご家族は患者さんがどんな思いでいるのか、ご家族になにを望んでいるかを知ろうとしますが、本人の心中を慮《おもんぱか》るとかわいそうで聞けないことが多いのです。

一方、患者さんのほうでも、ご家族に気をつかい、「病気になってしまった」負《お》い目《め》を感じながら終末を迎《むか》える人が少なくありません。

訪問看護師は、患者《かんじゃ》さんとご家族のそんな気づかいを感じながら、患者さんのたいせつな思いに耳を傾け、患者さんが望む場合、その思いをご家族にお伝えします。ときに、患者さんの魂《たましい》のさけびを感じることもあります。

わたしも、この本の原稿《げんこう》を書いているあいだに義母を看取《みと》りました。その間《かん》はもちろん、原稿を書く余裕《よゆう》などありませんでした。もしかすると、いざ自分のことになると、冷静になれなかったのかもしれません。

義母を見送り、およそ一年ぶりに再び原稿を書きだしたとき、今度は実の母を看取ることになりました。そうした自分の経験からも、訪問看護師としての体験を書いておくべきだ！　という強い思いにかられました。

この本の巻頭にあるカラー絵本は、わたしの想像です。訪問看護師としてうかがっていた、さくらさんという女性のお宅で、わたしが感じたことを、絵本にさせていただきました。会話の内容などは、フィクションです。さくらさんの実際の話は、本編の最初にノンフィクションとして紹介します。

この本は、第一章が「なごやかな終末」と題をつけたノンフィクションです。さくらさんと同じように、わたしが終末にかかわった五名の方のようすを紹介します。

・二人の娘《むすめ》さんのいるさくらさん
・在宅での最期《さいご》を望んだ初子《はつこ》さん
・最期は病院を希望したふきこさん
・病気を受けいれられない昭雄《あきお》さん
・脱走《だっそう》の常習犯あきらさん

これらの患者さんについては、本にすることをご家族や関係者にご了承《りょうしょう》いただきました。ですが、たいせつなご家族や、心からお世話していた方を失った悲しさ、寂《さび》しさのなかにいる人たちに、「本に書いていいでしょうか」とは、なかなか言いにくいことでした。「みなさんの経験をより多くの人たちに知っていただくことが必要です。わたしも義母と実母を見送り、あらためて確信しました」と、ずうずうしくお話させていただきました。

もちろん、わたしが勤務している職場での許可も必要になります。そこで、職場の倫理審査委員会《りんりしんさいいんかい》に本の企画書《きかくしょ》を提出したところ、個人の責任において実施《じっし》するようにとの意見をいただきました。わたしは患者《かんじゃ》さんやご家族の個人情報やプライバシーの保護はもちろんのこと、協力を拒否《きょひ》することもできること、そのための不利益を被《こうむ》ることはないことなど文書にし、説明しました。なんども話しあいがもたれた結果、本を書くことができるようになりました。

わたしたちのまわりには、高齢者《こうれいしゃ》がどんどん増えていきます。そのなかには、「自宅で死にたい」とおっしゃる方もますます増えています。そして、日本人の死因のいちばんであるがん患者も増加する一方です。こうした状況のなかでこそ、わたしのような立場の訪問看護師が「在宅での緩和《かんわ》ケア」の現状について本を書くことは意義があると、関係者の方たちが理解してくださったのだと思います。

ところで、先に述べたように、「在宅での緩和ケア」をおこなった患者さんのご家族に対して「グリーフケア」をおこなうことも、わたしの仕事となっていました。「グリーフケア」とは、一九六〇年代にアメリカではじまり、その後、イギリスやドイツをはじめとするヨーロッパに広まった、たいせつな人を失った人たちへの心の支援活動のことです。子どもや親、夫や妻、友人などたいせつな人を亡《な》くし、大きな悲嘆《ひたん》（グリーフ）におそわれている人に対しておこなわれるさまざまなサポートのことです。

たいせつな人と死別した人のなかには、その事実を受けいれられなかったり、亡くなった人に対し、こうすればよかった、ああしておけば……と後悔《こうかい》や自責の念にかられたりして、それが、不眠《ふみん》や食欲不振《ふしん》といった、体の不調につながる方もいらっしゃいます。ときに悲嘆《ひたん》が怒《いか》りに変わることもあります。

グリーフケアでは、対象者が事実を受けいれ、環境の変化に適応するプロセスを支援していきます。医療《いりょう》従事者や心理士などの専門家が、ケアをおこないます。

日本でも最近になって、グリーフケアの重要性が理解され、関係者の取り組みがおこなわれるようになりました。

わたしは、巻頭で絵本に描《か》かせていただいた、さくらさんのお子さんたちとご主人に、さくらさんが亡《な》くなったあと何度かお会いしました。幸いさくらさんのご家族は、まわりの方たちからの支えもあって、さくらさんを失った悲しみを乗りこえて日常生活を送っているように感じられました。

お子さんたちには、もしかすると、いろいろな絵本も、悲しみを乗りこえるきっかけになったのかもしれません。そう思ったことから、グリーフケアに関係する絵本も、この本では紹介《しょうかい》しようと思います（26〜31ページ参照）。

なお、この本では、ノンフィクションのあいだに、絵本や関連する情報を紹介しています。また、下の欄外《らんがい》に用語解説もつけました。さらに第二章として、「終末期医療」と「在宅医療」、そして「グリーフケア」に関する情報をのせました。

わたしは、少しでも多くの方に、終末期医療について、そのひとつである在宅医療の現実、それにかかわるわたしのような訪問看護師の役割について知っていただきたいと願っています。人の終末にかかわることは、とても悲しく、つらいことです。訪問看護師として、百人以上もの死を見てきたわたしでさえ、そのたびに涙《なみだ》します。

さらに、たいせつな人を失った悲しみから立ちなおれないでいる人を見ることもとてもつらいです。それでもわたしは、定年まで訪問看護師として、「在宅での緩和《かんわ》ケア」を続けてきました。この仕事に誇《ほこ》りを感じていたからです。

この本を通して、だれにでも訪《おとず》れる人生の終末や、終末に直面する人が家族だったら……等々を考えるきっかけにしていただけたら幸いです。

この本を手にとってくださったみなさまに感謝いたします。

宮﨑照子

もくじ

第二章　終末とはじまり

※倫理的配慮からお名前は仮名、その他の箇所についても表現を変えています。

第一章
なごやかな終末

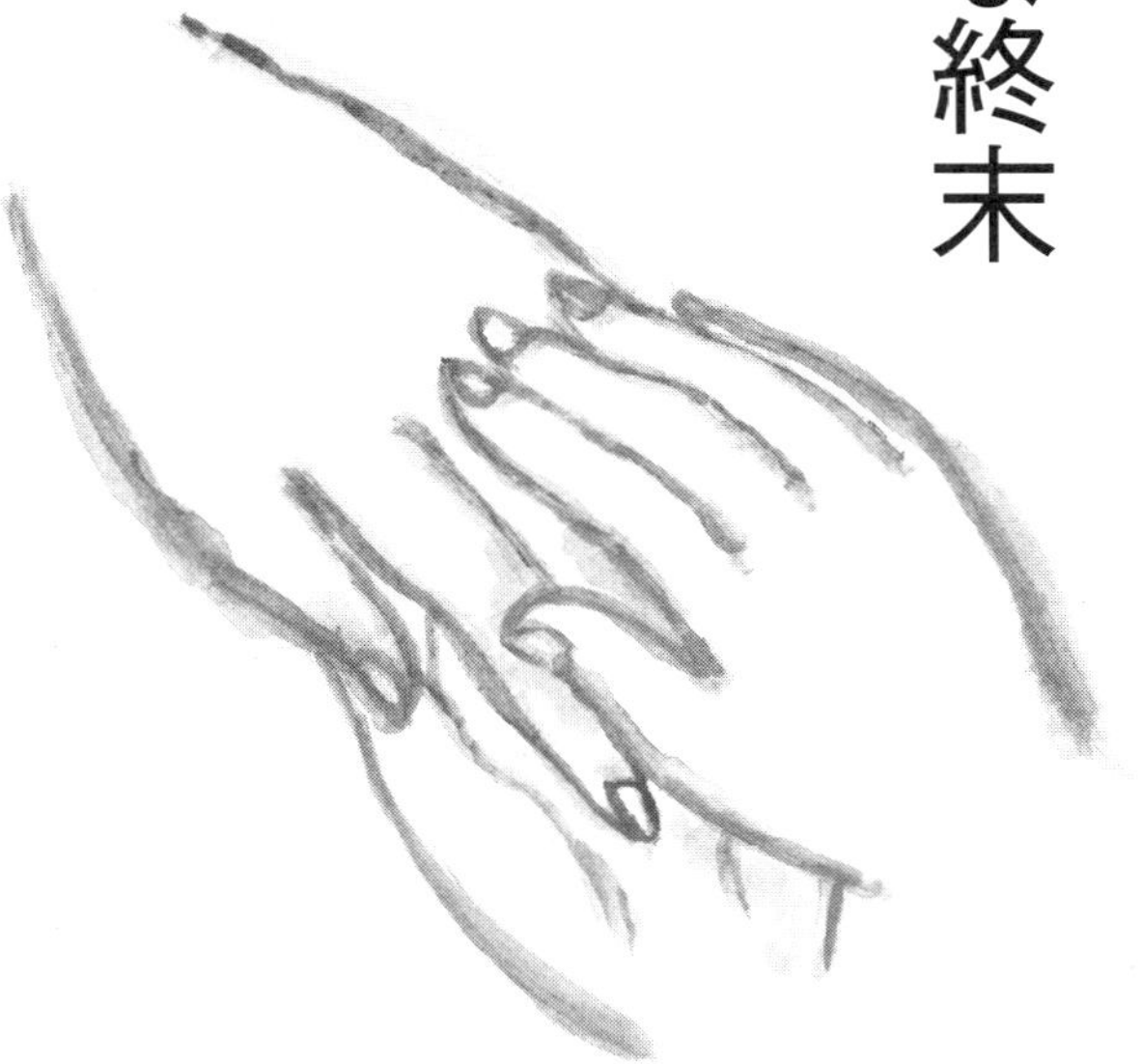

一 家族といっしょに過ごしたい！

二人の娘《むすめ》さんのいるさくらさん

さくらさんは四十歳《さい》の主婦です。ご自宅には、美しい笑顔《えがお》のさくらさんの写真が飾《かざ》られています。でも、さくらさんの病気は、その面影《おもかげ》をさがすのはむずかしいほど進んでいました。乳がんの発病のあと、がんが脳に**転移**してしまい、歩くことも困難な状態になっていました。

さくらさんはご主人と、小学一年生と三年生の娘《むすめ》さんの四人家族です。さくらさんもご家族も、在宅での緩和《かんわ》ケアを希望されていました。「緩和ケア」とは、患者《かんじゃ》さんが、がんを抱《かか》えながらも、できるかぎり自分らしく過ごせるようにと考えられた支援体制のことです。緩和ケアは、がんにともなう身体的、精神的苦痛を、医学的な方法だけではなく、患者さんの気

【転移】 がん細胞《さいぼう》が最初に発生した場所から血管やリンパ管に入りこみ、血液やリンパの流れに乗って別の臓器や器官へ移動し、そこで増えること。

【主治医】 かかりつけの診療所《しんりょうじょ》や病院の医師。患《かん》者《じゃ》の診療方針全般《ほうしんぜんぱん》に対して責任をもつ。

【訪問看護】 訪問看護ステーション（↓35ページ）などから、看護師や保健師が患者《かんじゃ》の生活の場へ訪問し、看護ケアを提供。自立への援助をうながし、療養《りょうよう》生活を支援するサービス。

持ちに寄りそって対応し、少しでも苦痛をやわらげることを目的にしています。

さくらさんが、このような在宅での緩和ケアを希望されたいちばんの理由は、残された人生を、まだ小さいお子さんたちといっしょに過ごしたいという強い思いからでした。

訪問看護は患者《かんじゃ》さんと看護師の二人三脚《ににんさんきゃく》

主治医を通して、さくらさんの**訪問看護**の依頼《いらい》がありました。

訪問看護は、主治医の訪問看護指示書のもとで開始されます。さくらさんの場合は週一回、定期的にご自宅にうかがうことでスタートしました。

さくらさんのような患者さんは、精神的に不安定で、**うつ状態**になりがちでした（がん患者において、**気分障害**はとても一般的《いっぱんてき》なこと。**適応障害**

【うつ状態】うつ病でのうつ状態とは「ものごとに対する関心や取りくむ意欲がうせて、なにもする気がおこらない状態が一日中ずっと、ほとんど毎日、二週間以上続いた状態」をさす。

【気分障害】身のまわりのできごとに関係なく、気分が落ちこんだり、逆に突然《とつぜん》気分が高まって自分をコントロールできなくなったりする状態が一定期間以上続いて、ふだんの生活がうまくいかなくなること。

【適応障害】ある特定の状況《じょうきょう》やできご

三十二%、うつ病六%と頻度《ひんど》は高い）。そして、痛みをとるために、**医療**《いりょう》**用麻薬**《ようまやく》を飲んでいました。しかし、薬の**副作用**により、便秘や吐《は》き気《け》、眠《ねむ》気《け》、**せん妄**《もう》などつらい症状《しょうじょう》が出てしまいます。そしてそのつど、患者《かんじゃ》さんの病状は変わっていきます。ですから、患者さんのようすを細かく観察して、主治医に報告することが、とてもたいせつになります。その報告により、主治医は薬の量や種類を変えたりします。

また一方で、患者さんの話し相手になって、不安や悩《なや》みを聞くこと、ご家族のお話にも耳を傾《かたむ》けることで、信頼《しんらい》関係をつくっていく必要があります。まさに、患者さんと看護師は二人三脚《ににんさんきゃく》の関係なのです。

さくらさんは、とくに夕方になると、不安がつのり、混乱してしまいました。介護《かいご》のためにいらっしゃっていたおかあさまになぐさめられながら、ご主人の帰宅を待つ……、　そんな毎日でした。

とが、その人にとってとてもつらく耐《た》えがたく感じられ、そのために気分や行動面に症状《しょうじょう》があらわれるもの。ゆううつな気分や不安感が強くなるため、たとえば涙《なみだ》もろくなったり、過剰《かじょう》に心配したり、神経が過敏《かびん》になったりする。

【医療用麻薬《いりょうようまやく》】がんの痛みをコントロールするためにつかわれる薬。つかう量に上限がないので、痛みが強くなれば、それにあわせて薬を増すことができる。医療用麻薬《いりょうようまやく》は、痛みがある状態で使用すると、中毒にならないことがわかっている。

運動会に行きたい！　あふれだした心のさけび

ある晩、さくらさんのご主人から、「すぐに来てください！」と、緊急《きんきゅう》の電話が入りました。

さくらさんは、娘《むすめ》さんたちの運動会に行くことを楽しみにしていました。そんなさくらさんに、ご主人が「無理して行かなくても」と言ったことから、さくらさんはさけぶように泣きだし、体をドタバタさせて、興奮が止まらなくなってしまっているということでした。

わたしが急いで訪問車で緊急訪問すると、両家のご両親、ご主人、お子さんたちが、なすすべもなく、さくらさんをとりかこんで、ただ見守っていました。

さくらさんは、**半身不随《はんしんふずい》**状態で動くことができない体でしたので、まるで、のたうちまわるようにして泣きさけんでいました。

【副作用】薬本来の目的以外の好ましくないはたらきのこと。たとえば、かぜ薬の目的は、熱を下げたり鼻水を止めたりすることで、これを「主作用」という。それに対して、眠《ねむ》くなることなどを「副作用」という。

【せん妄《もう》】意識障害がおこり、頭が混乱した状態になっていることをいう。幻覚《げんかく》を見たり、興奮状態となって大声を出したり、暴力をふるったりする場合もある。ただし一時的なもので、回復可能とされている。

【半身不随《はんしんふずい》】体の左右ど

「わたしには、来年の運動会に行かれるかどうかわからないのに、なぜ行かせてくれないの？」「まだ小さい子どもたちを残して、わたしは死んでしまうの？」

「これからわたしは、どんな状態になっていくの？」「死ぬのがこわい！」

さまざまな思いがさけび声とともに、一気《いっき》にあふれでたのでしょう。

ご家族が見守るなか、わたしはただ、さくらさんを抱《だ》きしめていました。

一時間も過ぎたでしょうか。さくらさんは少しずつ落ち着いていきました。

ちらか半分が麻痺《まひ》し、思うように動かなくなること。

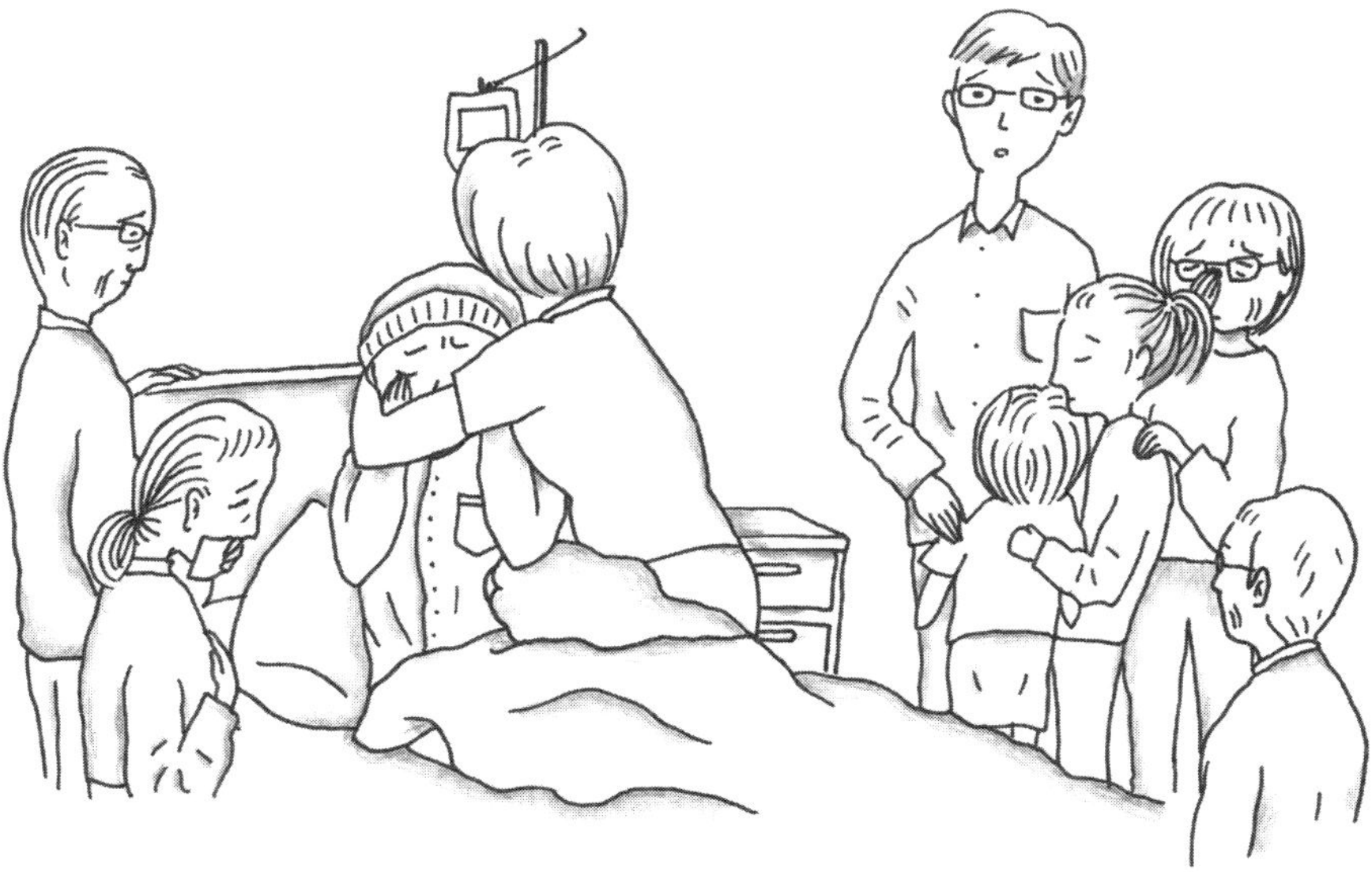

「さあ、休みましょう」

さくらさんに、そう声をかけて、横になっていただきました。

子どもは「死」をどう受けとめる？

さくらさんのお子さん二人はいつも学校から帰ると、さくらさんのベッドの上で過ごしていました。友だちの話、宿題の音読、算数の計算ドリル、おやつを食べることも、全部ベッドの上でした。ときには無理やりベッドに入りこみ、さくらさんにあまえたりしていました。家のなかで、さくらさんのベッドの上が、いちばん居心地《いごこち》がよかったのでしょう。

でも、あの緊急《きんきゅう》電話の夜以来、お子さんたちのようすに変化が出ていました。ベッドに上がらなくなったのです。

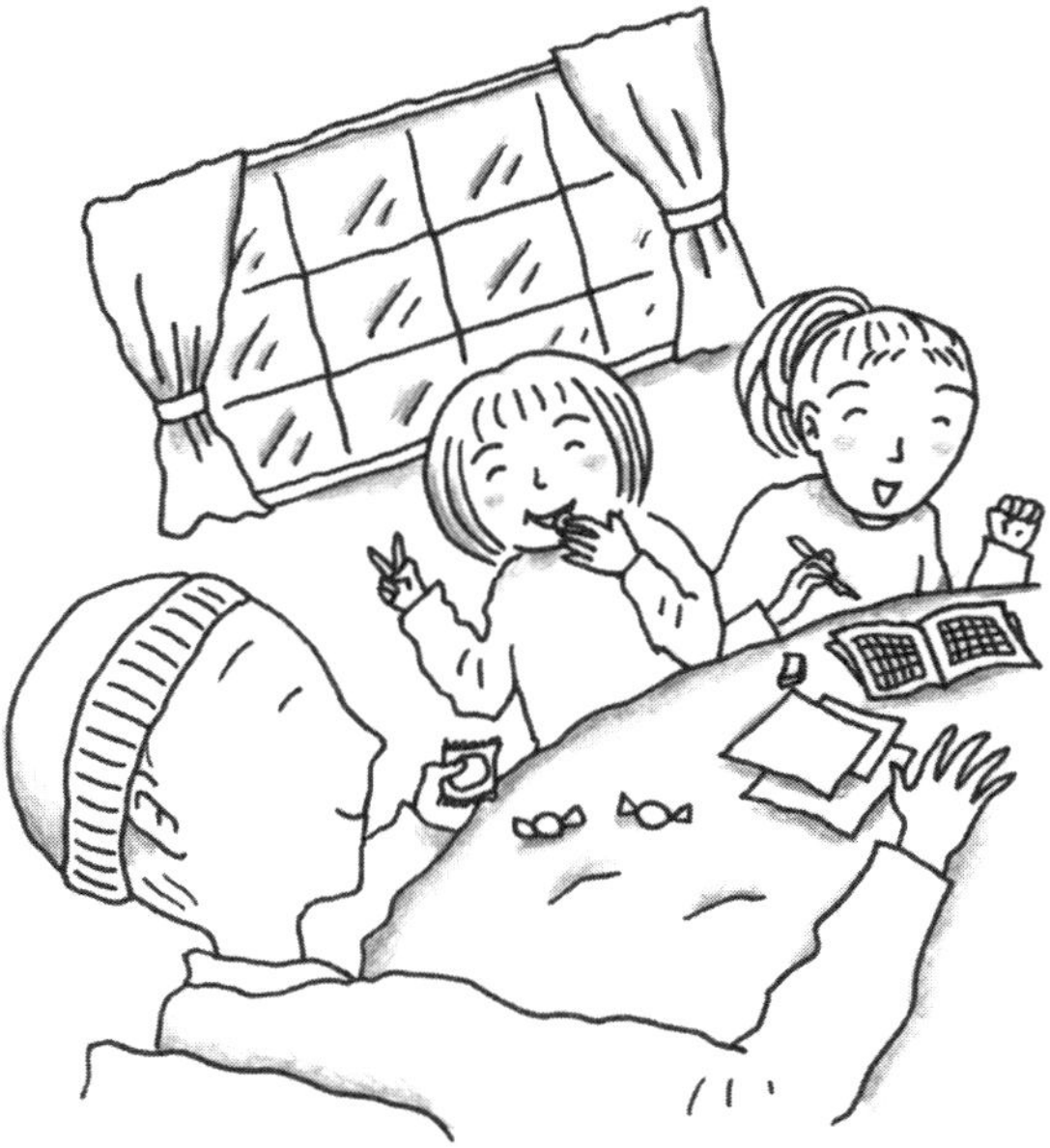

そしてそのころには、さくらさんの体もいよいよ**最期**《さいご》のときが近くなっていました。

ふつう二歳《さい》から六歳ごろまでのお子さんは、「死」を眠《ねむ》りと同じようにに受けとめると言われています。亡《な》くなっても、近いうちに帰ってくると考えるのです。でも七歳から九歳ごろになると、「死」は生命《いのち》のおわりで、とてもおそろしいことだと考えるようになります。

さくらさんの小学校一年生（七歳）と、三年生（九歳）のお子さんたちは、おかあさんの状態をどう受けとめているのでしょうか。

わたしはご主人にお話をすることにしました。

「残念ながらもうじき、さくらさんとお別れしなければなりません。ご主人は、おわかりだと思いますが、お子さんたちはどのくらいわかっているでしょうか。そのことがとても心配です」

ご主人はとても自然にさくらさんの最期のときが来るのを受けいれてい

【最期《さいご》】命がなくなるとき。死にぎわ。

ました。しかし、お子さんたちには、まだきちんと話していませんでした。

わたしは、お子さんたちに、おかあさんのことをどのように話したらいいのか、アドバイスさせていただきました。わたしは、こう話しました。

・おかあさんはみんなのために病気と闘《たたか》ってきたけれど、これ以上はもうむずかしくなってきた。

・二人とも、いつもおかあさんにやさしくしてくれて、おかあさんはきっと感謝しているよ。

ご主人は、とてもおだやかに、わたしのアドバイスを聞いてくださいました。

苦しみから解放されて

その夜、ご主人は、お子さんたちといっしょにお風呂《ふろ》に入って、おかあさんの病気のことや、おかあさんが、まもなく死んでしまうことなどを話されました。それを聞いた三年生のお子さんは、こう話したそうです。

「わたし、最期《さいご》のときがくるまで、おかあさんにできることをしてあげたい。おかあさん、なにを喜ぶかなぁ」


そのわずか二時間後、さくらさんの最期のときがきてしまいました。

さくらさんは、苦しみ、泣きさけび、そのようすはとても壮絶《そうぜつ》でした。**薬で眠《ねむ》る**という選択肢《せんたくし》もありましたが、ご主人とも話しあい、さくらさんの生命《いのち》が自然に尽《つ》きるのを見守りました。

最期は、やっと苦しみから解放されたのでしょう。とてもおだやかなお顔でした。

【薬で眠《ねむ》る】患者《かんじゃ》が亡《な》くなる前の苦痛緩和《かんわ》（おだやかに最期《さいご》をむかえること）を目的として、患者の意識を低下させる薬をあたえること。

看取《みと》りを終えて

さくらさんが亡《な》くなって一か月が過ぎたころ、お悔《く》やみと**グリーフケア**を兼《か》ねて、ご自宅を訪問しました。死別を経験した人たちは亡くなった人を慕《した》う気持ちから、情緒《じょうちょ》が不安定になります。その気持ちに寄りそい、援助することもグリーフケアの目的なのです。

さくらさんのお子さんたちは、おとうさんをとりあうように遊んでいました。お部屋にはたくさんの絵本が置かれていました。そのなかに、死や死別の悲しみについての絵本がたくさんありました。知り合いの方からいただいたそうです。ご主人は、「まわりの方々にたくさん助けていただいています」と、とてもおだやかに話され、「みなさまに、ありがとうと伝えたいです。一人ひとりにたいへん感謝しています」と、おっしゃっていました。

【グリーフケア】たいせつな人を失った人たちへの心の支援活動のこと。より詳《くわ》しくは129ページ参照。

グリーフケア絵本 ――命や死について語りかける絵本紹介

『泣いてもいい？』

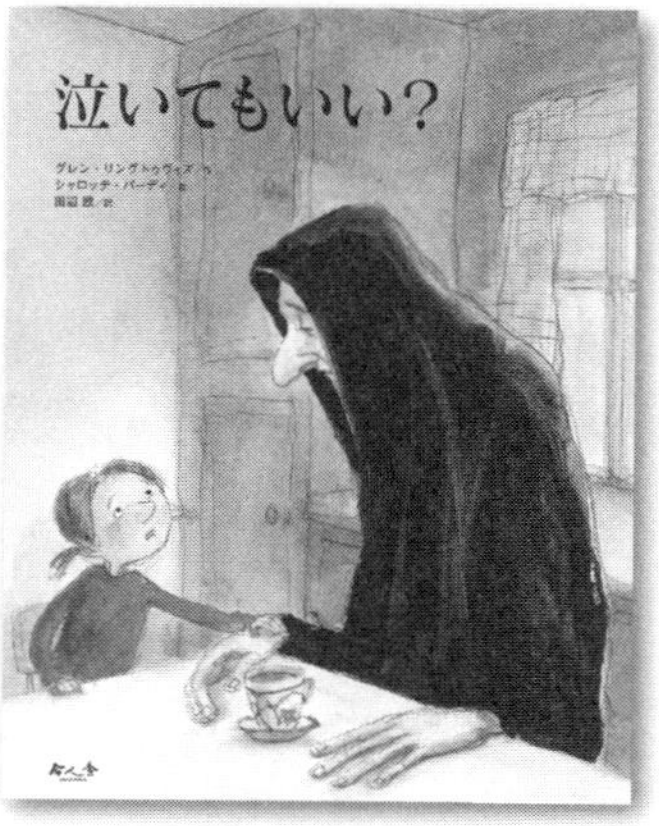

グレン・リングトゥヴィズ　作
シャロッテ・パーディ　絵
田辺欧　訳
今人舎　2013 年

小さな台所に四人のきょうだいがすわっていました。すみにすわる黒マントは、病気のおばあちゃんを連れていこうとする死神でした。

「死神さん、どうしておばあちゃんを連れていっちゃうの？」

いちばん小さな妹の必死の質問に死神はこんな話をします。

――谷に住むシュンとベソの兄弟は泣いてばかり。山の頂に住むサチとエミの明るい姉妹と出会ってそれぞれ結婚、年をとって夫婦は同じ日に死んだ。相手がいないと生きていられなかったから。

「それと同じで、もし死ぬことがなかったら、生きているということは大事なことではなくなるんだよ」

その話は、きょうだいの胸にひびき、「ぼくたちは、おばあちゃんのいくのをじゃましたらだめなんだ」と、兄は言います。

おばあちゃんは息を引きとり、死神は「泣いてもいいよ。でも、心の中でそっとだよ」と言って消えます。別れの悲しみのなかでも死の必然をやさしく説くデンマークの絵本です。

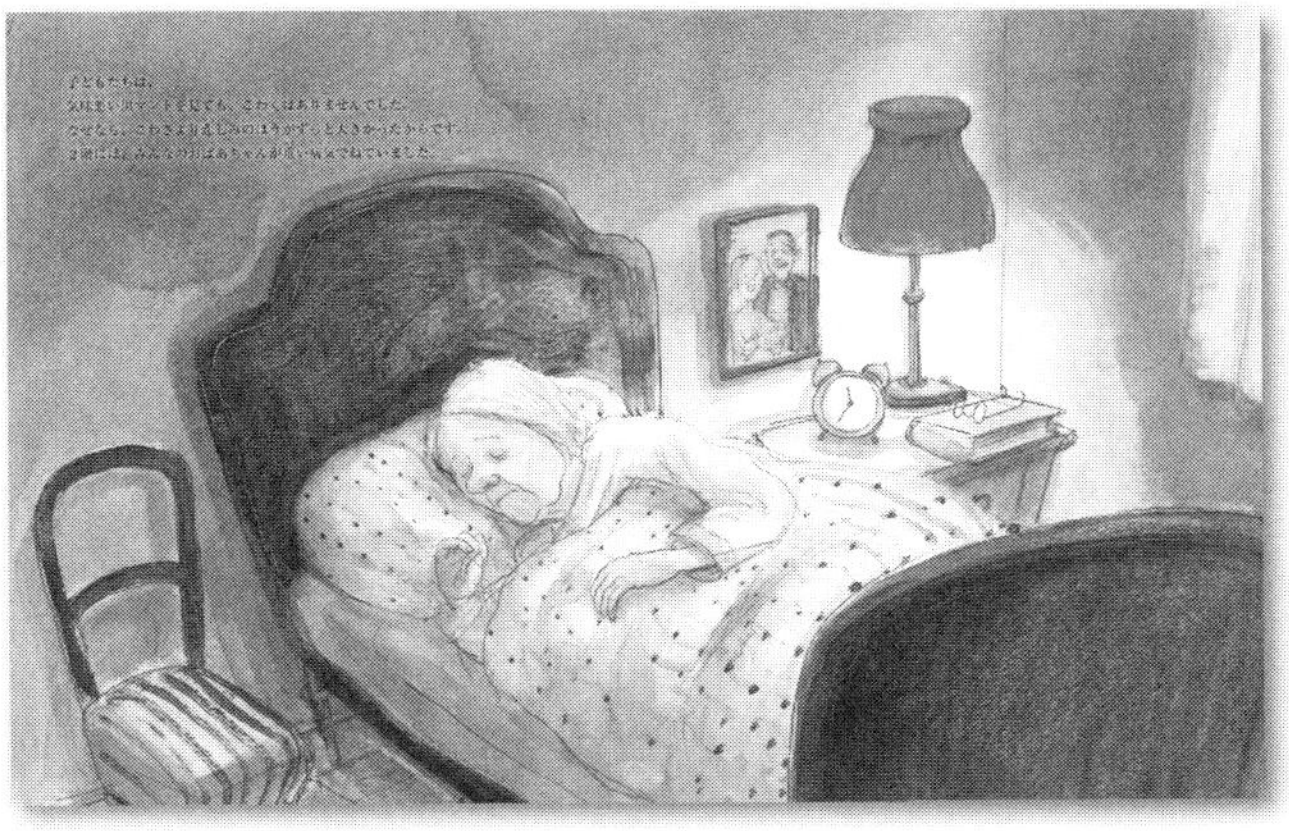
子どもたちは、
気味悪い黒マントをみても、こわくはありませんでした。
なぜなら、こわさよりも悲しみのほうがずっと大きかったからです。

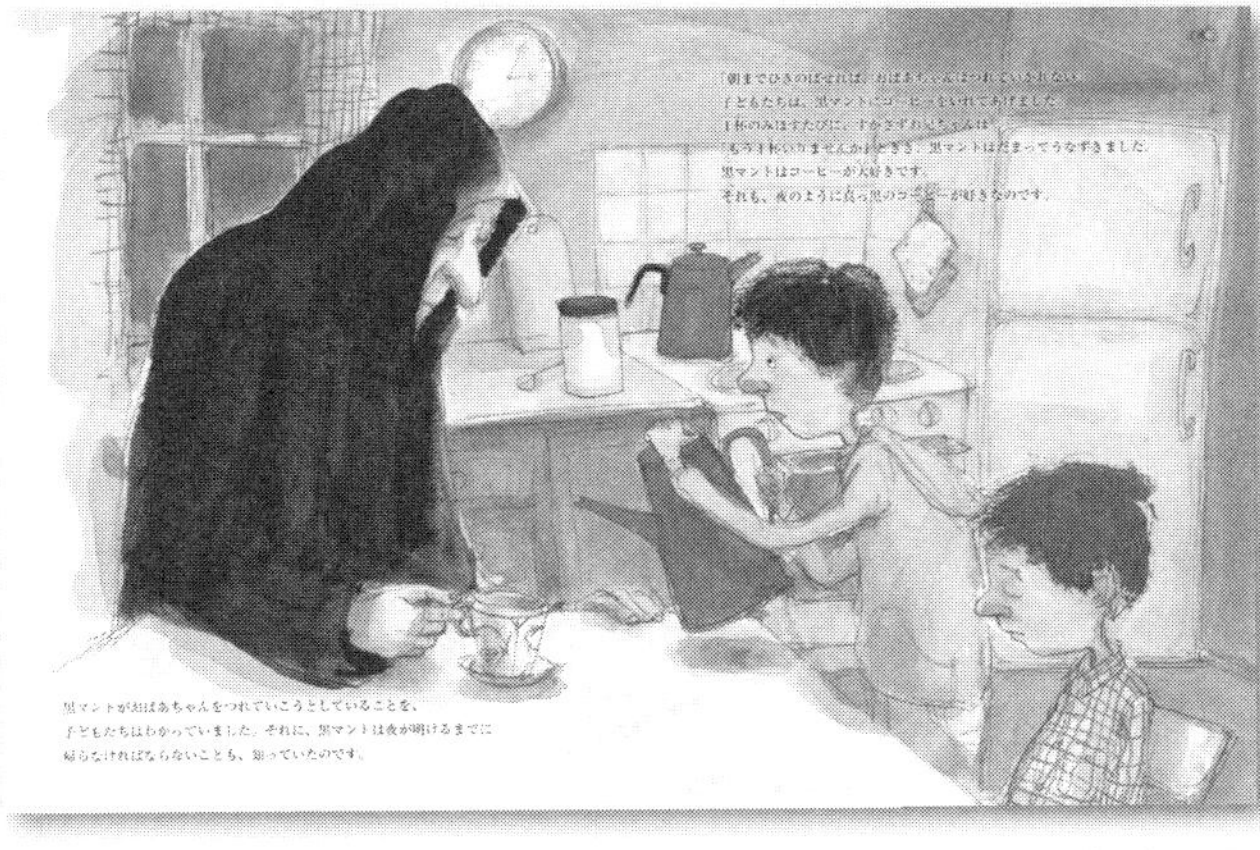
「朝までひきのばせれば、おばあちゃんはつれていかれない」
子どもたちは、黒マントにコーヒーをいれてあげました。
黒マントはコーヒーが大好きです。
それも、夜のように真っ黒のコーヒーが好きなのです。
黒マントがおばあちゃんをつれていこうとしていることを、
子どもたちはわかっていました。それに、黒マントは夜が明けるまでに
帰らなければならないことも、知っていたのです。

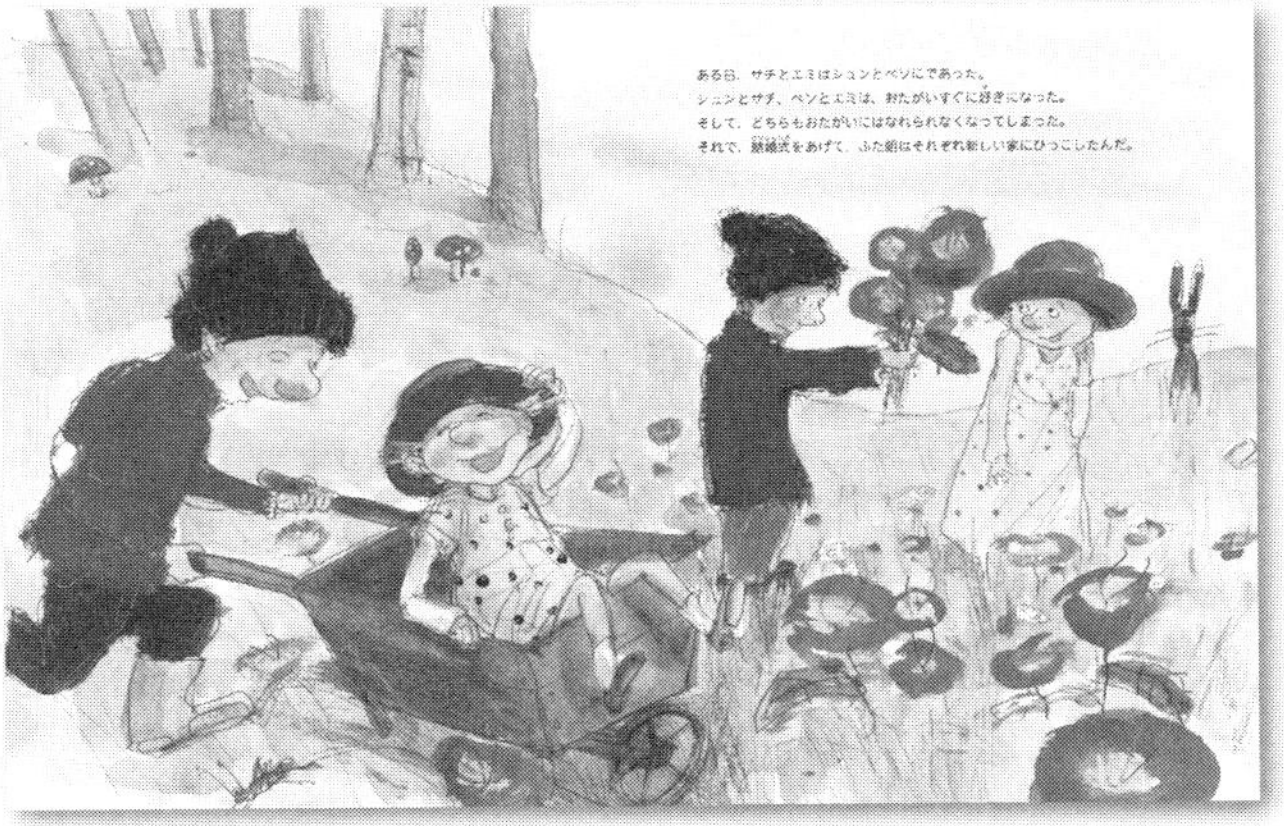
ある日、サチとエミはシュンとベンにであった。
シュンとサチ、ベンとエミは、おたがいすぐに好きになった。
そして、どちらもおたがいにはなれられなくなってしまった。
それで、結婚式をあげて、ふた組はそれぞれ新しい家にひっこしたんだ。

『ぼんさいじいさま』

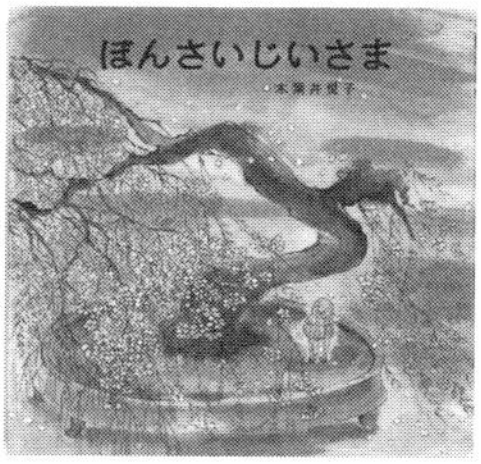

木葉井悦子　作・絵
偕成社　1984年
ビリケン出版　2004年

しだれ桜の盆栽《ぼんさい》が満開の朝、迎《むか》えにきたひいらぎ少年は「今日のことはずーっと前からきまっていました」と言います。「それじゃでかけようか」。じいさまの体は小さくなり、山鳩《やまばと》のプン、猫《ねこ》のクリ、馬のサクラ、じいさまの家のまわりに住む生き物みんなが別れをおしみます。豊かな自然と一体になったじいさまの死をあたたかく描《えが》きます。

『わすれられないおくりもの』

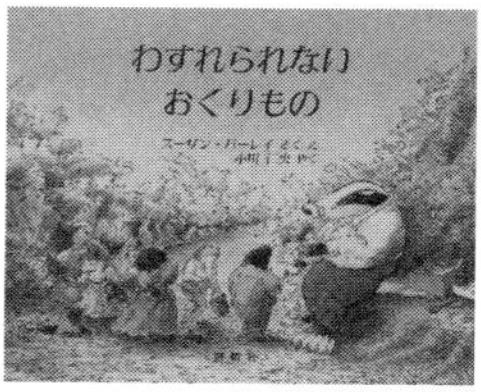

スーザン・バーレイ　作・絵
小川仁央　訳
評論社　1986年

みんなにたよりにされているアナグマが死にました。長いトンネルのむこうに行ってしまったのです。残された動物たちは悲しみにくれますが、やがて、ハサミで紙の切り抜き方を教わったモグラ、スケートを教わったカエル、パンづくりを教わったウサギなどそれぞれの思い出を語り、アナグマの残してくれたものを確かめあうのでした。

『ぶたばあちゃん』

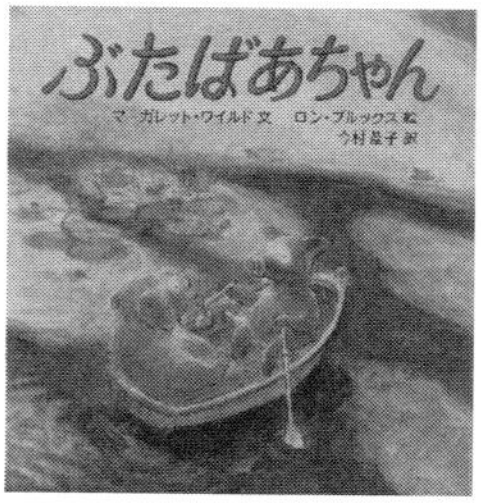

マーガレット・ワイルド　文
ロン・ブルックス　絵
今村葦子　訳
あすなろ書房　1995年

ぶたばあちゃんと孫娘《まごむすめ》は長い間いっしょに暮らしてきました。ある朝、ばあちゃんは普段《ふだん》のように起きられず、自分の死を予感します。よく日は図書館の本を返し、銀行の口座を閉じ、お店の支払《しはら》いをすませて残金を孫娘にあげます。それから木々や雲、雨を楽しみながら、二人で散歩。そして孫娘は、おばあちゃんを抱《だ》きしめて朝まで過ごしたのです。

『葉っぱのフレディ —いのちの旅—』

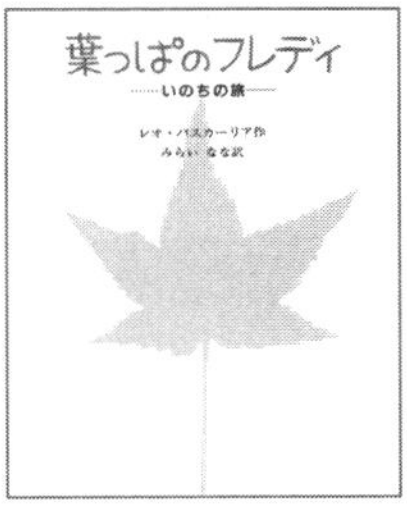

レオ・バスカーリア　作
みらい なな　訳
島田光雄　画
童話屋　1998 年

若葉の春、木蔭《こかげ》をつくる夏をへて、秋、葉っぱのフレディたちは紅葉《こうよう》しはじめます。やがて風に乗って散りはじめる葉っぱたち。「死ぬのがこわい」というフレディにダニエルはいいます。「まだ経験したことがないことはこわいと思うものだ。世界は変化しつづけていて死ぬことも変わることの一つだ。でも『いのち』は生きつづけるんだよ」と。

『ぼくのいのち』

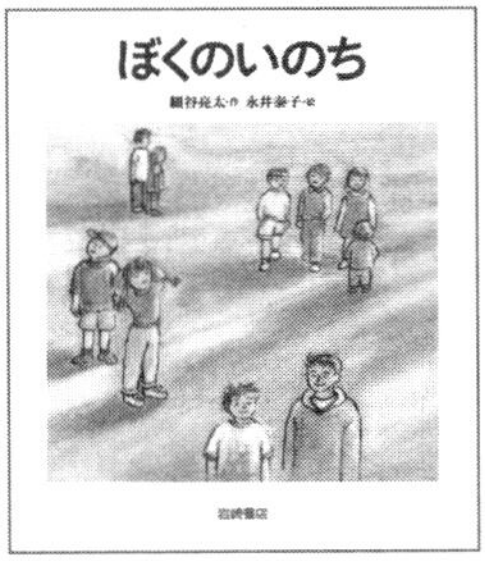

細谷亮太　作
永井泰子　絵
岩崎書店　1999 年

夏休みにおばあちゃんちのお蔵《くら》で見つけたアルバムにあった、つるつる頭の写真。幼いころ入院していた病気が血液のがんの白血病だったこと、いっしょに入院生活を送っていた友だちの半分はすでに亡《な》くなっていることを、ぼくは主治医の先生から聞きます。いつもの景色が違《ちが》って見えます。長年、小児がんの医療《いりょう》にたずさわってきた医師が描《えが》く絵本。

『さよならエルマおばあさん』

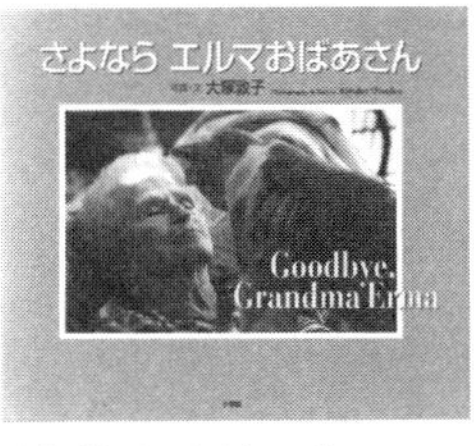

大塚敦子　写真・文
小学館　2000 年

「わたしの命はあと一年くらいだろうから、いろいろ準備をはじめないとね……」。がんになったおばあさんの心身の変化、家族との別れを、飼い猫《ねこ》の視点で語り、こまやかなモノクロ写真で伝えるドキュメンタリー絵本。「いまがいちばん幸せだよ」と言って亡《な》くなるおばあさんの言葉が心に残ります。複数の出版文化賞を受賞した絵本。

『ほろづき―月になった大きいおばあちゃん』

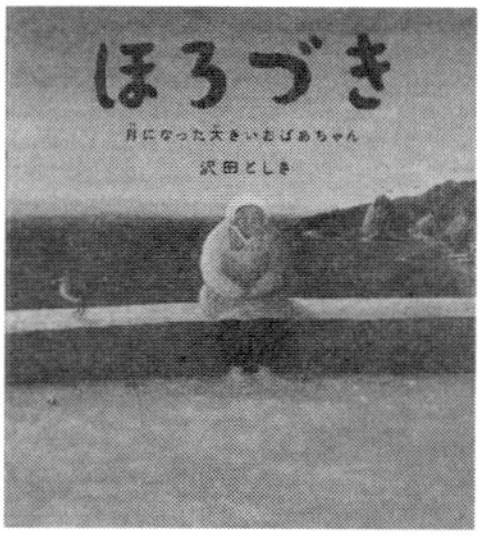

沢田としき　作・絵
岩崎書店　2001年

ユキのおばあちゃんのおかあさんは、遠い北の村に住んでいて、夏休みにはいとこたちが集まります。帰るとき「まんだ　こいへ」と見送ってくれたけれど、冬を越して田植えの季節に亡《な》くなりました。お葬式《そうしき》の晩に出た大きな月のなかに、ユキはその姿を見て、自分のことを照らしてくれていると感じます。

『悲しい本　SAD BOOK』

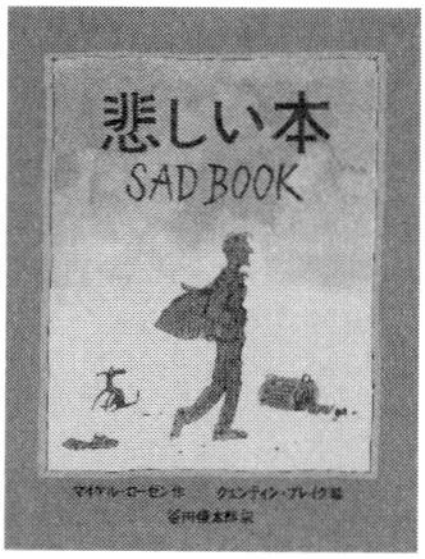

マイケル・ローゼン　作
クェンティン・ブレイク　絵
谷川俊太郎　訳
あかね書房　2004年

だれにも、なにも話したくないときもある。だれにも。どんなひとにも。だれひとり。……わたしの悲しみだから。ほかのだれのものでもないのだから。

最愛の息子《むすこ》を失った男の悲しみを、深い悲しみを抱《かか》えて生きるあれこれの場面やよみがえる思い出とともに描《えが》きます。ユーモラスな絵で悲しみを見つめるイギリスの絵本。

『黒グルミのからのなかに』

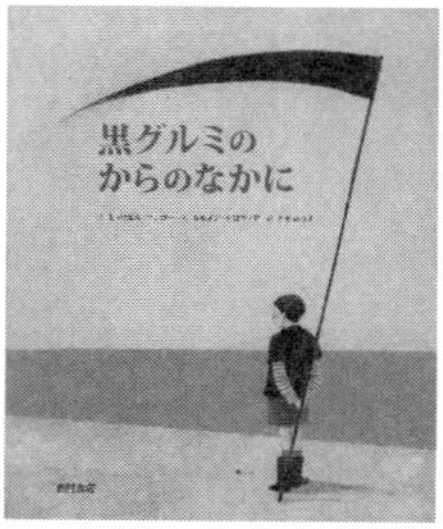

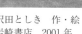

ミュリエル・マンゴー　文
カルメン・セゴヴィア　絵
とき ありえ　訳
西村書店　2007年

ポールは母親を連れにきた死神を黒グルミのからに閉じこめて海に放りなげます。すると、すべてのものが死ななくなり大混乱に。「すべての命にはおわりがあるの」と母親に言われ、さがしだした死神を自由にすると、「お礼に今は連れていかないけれど、また必ず来る」と言って去ります。スコットランドの民話をもとにしたフランスの絵本。

『くまとやまねこ』

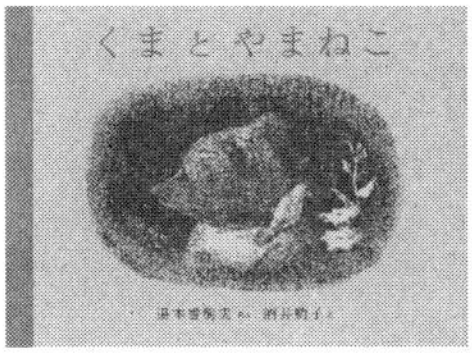

湯本香樹実　文
酒井駒子　絵
河出書房新社　2008年

なかよしの小鳥が死んで泣きくらすくま。木箱に花びらを収めて持ちあるき、「忘れなくっちゃ」と言われて家に引きこもります。ある日、久しぶりに外に出たくまが出会ったやまねこは、くまと小鳥のためにバイオリンを弾《ひ》いてくれました。くまは小鳥との日々を思いだします。そして森のなかに小鳥を埋《う》め、やまねこといっしょに新しい旅に出ます。

『十長生をたずねて』

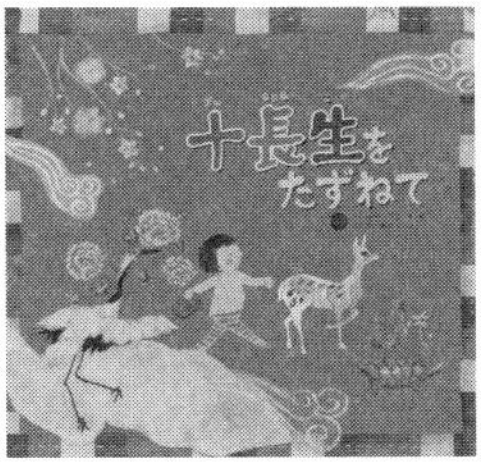

チェ・ヒャンラン　作・絵
おおたけきよみ　訳
岩崎書店　2010年

大好きなおじいちゃんが入院。わたしはお裁縫《さいほう》道具のしじゅうの鶴《つる》に導かれて十長生《じっちょうせい》（長生きや無病になる十のもの：太陽、松、鶴《つる》、鹿《しか》、不老草の花、岩、亀《かめ》、水、山、雲）を集めておじいちゃんに届け、いっしょに雲に乗って町を見てまわります。民芸品をいかした絵で、家族の長寿や健康を願う気持ちが暮らしに息づく韓国《かんこく》の絵本です。

『かないくん』

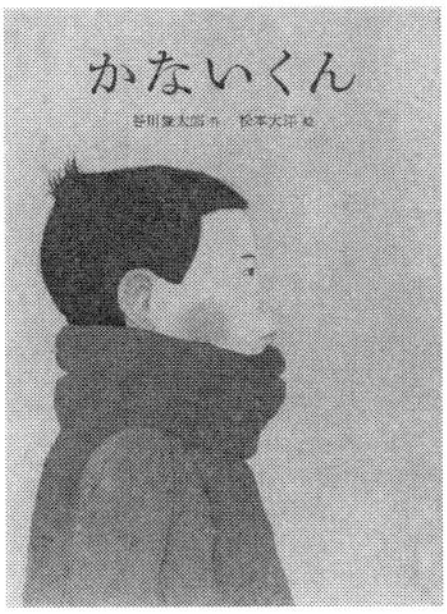

谷川俊太郎　作
松本大洋　絵
東京糸井重里事務所　2014年

となりの席の金井《かない》くんが死んだ。みんなはいつもと変わらないみたい。死ぬって、ただここにいなくなるだけのこと？　――四年生のときの体験を絵本に描《えが》こうとする絵本作家のおじいちゃんは、来年の桜は見られないことを知っている。ホスピスに入ったおじいちゃんの死をスキー場のリフトの上で知った私は、突然《とつぜん》「はじまった」と思った。

二 望みは、自宅に帰ること

元気だったのに、また入院？

初子《はつこ》さんは、工場を経営するご主人と暮らす、五十代の主婦です。自宅と工場のある敷地内《しきちない》には長男夫婦が住む家もあって、おたがいに行き来していこます。なかでも、お孫さんと遊ぶひとときは、初子さんの大きな楽しみのひとつでした。初子さんの自宅の玄関《げんかん》には、あふれんばかりの笑顔《えがお》を浮かべた初子さんとお孫さんの写真が飾《かざ》ってありました。

初子さんは、五年前に乳がんになりました。幸いなことに、早い時期に発見することができたので、入院は短期間ですみました。退院後は、通院で**抗《こう》がん剤《ざい》**の治療《ちりょう》を受けながらも、家のなかのことといっさいをとりしきる主婦として日々を過ごしていました。くるくるとよくはたらく明るい初子

【抗《こう》がん剤《ざい》】がん細胞《さいぼう》の増殖《ぞうしょく》をおさえたり、成長を遅らせたり、転移や再発をふせいだりするほか、がん細胞そのものを破壊《はかい》する作用をもった薬。おもに錠剤《じょうざい》やカプセルなどの「飲み薬」による方法と、「点滴《てんてき》や注射など で血管（静脈《じょうみゃく》）に直接注入する」方法がある。

さんは、家族みんなからたよりにされていました。

ところが、そんな初子さんが再び入院することになりました。両足にしびれが出るようになったので、その原因を調べるためです。

自分の家に帰りたい

しびれは、脊椎《せきつい》にがんが**転移**したことによるものでした。背骨のなかにある太い神経ががんで圧迫《あっぱく》され、足に異常が出たのです。日にちがたつにつれて、痛みも強くなっていきました。痛みどめの**医療用麻薬**《いりょうようまやく》の入った**点**《てん》**滴**《てき》の管が、常に初子さんの体につながれるようになりました。

薬の影響で、初子さんは昼間でもウトウトしています。一応、目がさめてはいるのですが、眠気《ねむけ》で頭がぼうっとしていて、いま自分が起きているのか、それとも眠《ねむ》っているのか、よくわかりません。それでも、そばにつ

【転移】→14ページ
【医療用麻薬《いりょうようまやく》】→16ページ
【点滴《てんてき》】ボトルやバッグに入れて装置につるした薬剤《やくざい》や栄養物を、静脈《じょうみゃく》内に入れた注射針から長時間かけて一滴《いってき》ずつ投与《とうよ》する方法。

いて話しかけてくれるご主人に、一生懸命《いっしょうけんめい》にこたえを返します。そして、「病院のベッドにずっといると、いまが現実なのか夢なのかがわからない。いつ朝がきたのか、いつ夜になったのかもわからない。なんだかフワフワしていて、生きている実感がないの。家に帰りたい」

と言って、泣くこともありました。

病院に入院すると、初子《はつこ》さんと同じように訴《うった》える方もいます。このような患者《かんじゃ》さんにとって、病院はつらく寂《さび》しい場所です。病院にいるとなんだか不安で、せめて安心できる自宅に帰りたいという思いを抱《いだ》くようです。

初子さんのご主人は自営業で、仕事場も自宅と同じ敷地内《しきちない》にあり、会社などに勤めている人よりは時間の自由がききます。しかし、それでも仕事中には初子さんの世話はむずかしいでしょう。病状が進み、初子さんは寝《ね》返《がえ》りすら自分でできなくなっています。ときどき、思わず声が出てしまうほど痛みが強くなるときもあります。なにかあったときに、医師も看護師もいない自宅で、自分一人で対応できるのか？　寝《ね》たきりの初子さんを自宅で介護《かいご》できるのか？

ご主人は悩《なや》みに悩んで、**訪問看護ステーション**に相談にいらっしゃいました。

在宅療養《りょうよう》を支える人たち

自宅で療養《りょうよう》生活を送るためには、毎日の点滴《てんてき》の交換《こうかん》、おむつ交換など排《はい》泄《せつ》の介助《かいじょ》、着がえ、体を清潔に保つためのケア（入浴や体をきれいにふくなど）、食事や歩行の介助《かいじょ》などが必要になってきます。しかし、家族だけでできることには限りがあります。そこで、在宅で療養をする患者向けに、自宅に訪問する医療系《いりょうけい》・介護系の支援があります。

訪問看護ステーションには、自宅での療養生活を支えて見守っていく看

【訪問看護ステーション】一九九二年、老人保健法にもとづいてはじめられた、自宅で療養《りょうよう》する高齢《こうれい》者《しゃ》などに訪問看護サービスを提供する機関のこと。在宅療養している患《かん》者《じゃ》宅を看護師らが訪《おとず》れ、医師の指示にもとづいた処置や酸素吸入器などの機器の管理、リハビリテーションなどをおこなう。看護師・保健師・理学療法士《りょうほうし》などが所属する。

護師や**保健師**、リハビリテーション（機能回復）をおこなう**理学療法士**《りょうほうし》や**作業療法士**などがいます。患者《かんじゃ》さん本人やご家族が不安や悩《なや》みを抱《かか》えたとき、自分たちの手に負えないことがあるとき、看護師らが自宅を訪問して、専門家の立場からアドバイスしたり、処置をおこなったりするのです。

　これらの支援は、その患者さんに必要なこと、家族ができること、専門家に手伝ってほしいことや訪問時間などをあらかじめ決め、**ケアマネジャー**がスケジュールを組んでおこなっていきます。こういったことを説明すると、ご主人は不安そうな顔で考えこんでしまいました。

【保健師】地域の人たちが健康的な生活を送れるように、健康に関する相談を受けたり、地域住民の家を訪問したりする。

【理学療法士《りょうほうし》】マッサージや歩行訓練などで身体的な機能の回復に努める。詳《くわ》しく71ページ参照。

【作業療法士《りょうほうし》】指を動かす、食事をするなどおもに日常生活を送るうえで必要な機能の回復に努める。詳《くわ》しくは71ページ参照。

【ケアマネジャー】正式名称《めいしょう》は介護《かいご》支援専門員。要介護者本人やその家族

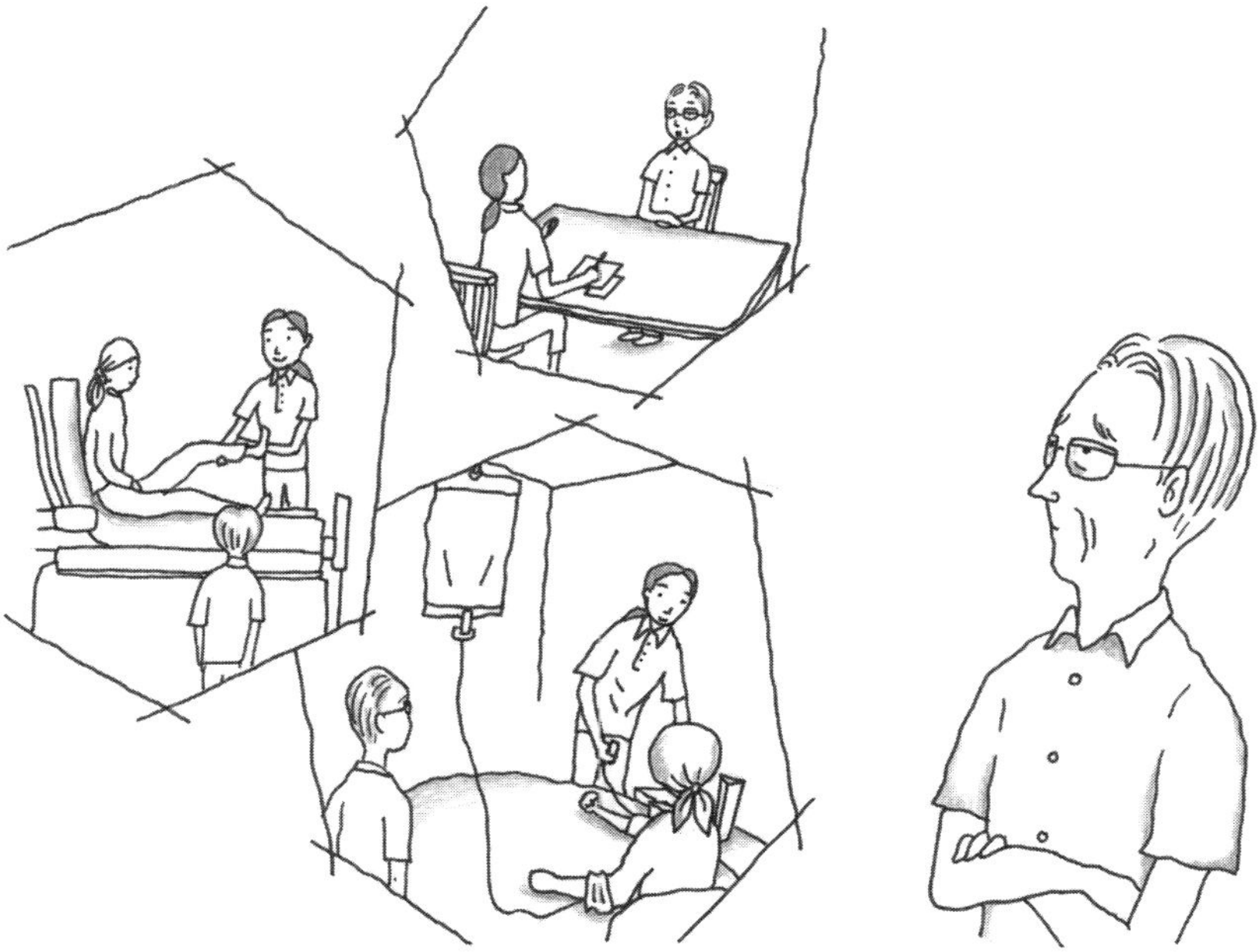

からの相談に応じ、適切な介護サービスを受けられるようにケアプランをつくる専門職のこと。詳《くわ》しくは73ページ参照。

初子《はっこ》さんのご主人は、初子さんに残されている時間が限られていることから、自分ができるかぎりのことをしてあげたいと考えていました。しかし、それまで食事の用意や洗濯《せんたく》、家族の世話など、家のことはすべて初子さんにまかせっきりにしていたご主人。自分のことすら初子さんにやってもらっていたのに、初子さんの身のまわりの世話など、自分がうまくできるのだろうか。うまく世話をしてあげられないで、ただでさえつらい思いをしている初子さんに、さらに不快な思いをさせるのではないだろうか。説明を聞いてもご主人の不安はつのるばかりでした。

初子《はっこ》さんの望みをかなえたい！

初子さんは、農家だったご主人の家に嫁《とつ》いでから、ぐちをこぼすこともなく、家事に農作業にと、よくはたらいてきたそうです。ご主人と二人で、

【再発】治療《ちりょう》がうまくいったように見えても、手術でとりきれていなかった小さながんが残っていて再びあらわれたり、薬物療法《りょうほう》（抗《こう》がん剤《ざい》治療《ちりょう》）や放射線治療でいったん小さくなったがんが再び大きくなったり、別の場所に同じがんが出現したりすることを「再発」という。がんの治療に成功し、症状が落ち着いて安定した状態を「寛解《かんかい》」と言い、この状態が五年以上続くと、再発のおそれがない「完治《かんち》」とみなされる。

一生懸命《いっしょうけんめい》はたらいたからこそ、独立して工場を経営できるまでになり、いまでは安定した生活を送れるようになったとのこと。初子さんは乳がんになったあとも、医師の指示どおりに定期的に治療《ちりょう》を続けていました。しかし、家を新築してやっと二人だけのゆったりとした暮らしを楽しめるようになった矢先に、がんが**再発**してしまったのでした。

初子さんは、ご主人が毎日面会に訪《おとず》れるたびに、家に帰りたいと訴《うった》えました。めったに弱音をはかない初子さんが、何度も何度も涙《なみだ》を流しながらたのむのです。**在宅介護《かいご》**をしてあげたいけれど、自宅での介護や急変時の対応を考えると、ますます不安におそわれる……。真剣《しんけん》に悩《なや》んでいるご主人に、初子さんへの深い愛情を感じました。

初子さんとご主人の人生に悔《く》いを残さないような支援をしたい。わたしは、何回も訪問看護ステーションへ足を運んでくださるご主人に、ケアマネジャーや**訪問看護師**との連携《れんけい》などについて、何度もていねいに話をしま

【在宅介護《かいご》】高齢者《こうれいしゃ》など介護《かいご》の必要な人を自宅で介護すること。訪問介護や訪問看護、デイサービス、デイケア、ショートステイなど、介護保険制度の介護度に応じて各種の在宅介護サービスを利用することができる。

【訪問看護師】利用者の自宅に出向いてケアをする看護師のこと。詳《くわ》しくは70ページ参照。

した。そして、おむつと点滴《てんてき》の交換《こうかん》はご主人が自分でおこなうこと、毎日訪問看護師と**ホームヘルパー**に来てもらうこと、週一回と必要なときに医師に来てもらうことなどを**カンファレンス**で決め、ご主人は初子《はつこ》さんのために**在宅療養《りょうよう》**をおこなう決心をしました。

決意を告げにステーションに来てくださったとき、ご主人は涙《なみだ》ながらに話してくれました。

「朝、昼、夕方と、面会に行くたびに初子が『帰りたい、帰りたい』と言うんです。不安でいっぱいでしたが、なんとかできないものかと気持ちをふるいたたせ、不安な気持ちをおしやったんです」

【ホームヘルパー】訪問介護員《かいごいん》のこと。詳《くわ》しくは75ページ参照。

【カンファレンス】病院医療者《いりょうしゃ》(医師、看護師、薬剤師《やくざいし》、理学療法士《りょうほうし》など)と在宅支援者(場合によっては訪問診療《しんりょう》医師、訪問看護師、ケアマネジャー、介護士《かいごし》など)が一堂に会し、在宅の支援について話しあうこと。

【在宅療養《りょうよう》】住みなれた地域で、医療《いりょう》や介護《かいご》、生活支援などのサービスを受けながら、在宅で診療《しんりょう》を受け、療養《りょうよう》生活を送ること。

信頼《しんらい》できる医師との出会い

初子さんは退院して、自宅に戻《もど》ることができました。しかしこれは、残りの人生をより自分らしく生きるための退院です。病気は日に日に初子さんの命をむしばんでいきますが、初子さんの在宅療養では、病気を根本的に治すのではなく、痛みをコントロールして、なるべく心おだやかに**最期《さいご》**の日を迎《むか》えられるようにサポートしていくことになります。夜間には、一時間ごとに点滴装置についているボタンをおし、**鎮痛剤《ちんつうざい》**を追加しなければならないときもありました。

ボタンをおすのはご主人の役目です。痛みを訴《うった》える患者《かんじゃ》を、ただ見守り励《はげ》ますことしかできない家族は、とても切《せつ》なく、もどかしい思いをします。それでも、ご自分がボタンをおすことで、一時的にでも初子さんが痛みから解放されることは、ご主人の心の救いにもなりました。

【最期《さいご》】↓22ページ

【鎮痛剤《ちんつうざい》】痛みをとりのぞくか、軽くさせる薬。

しかし、一時間ごとに起きなければならない生活に、ご主人は睡眠《すいみん》不足になりました。さらに、慣れない介護《かいご》や苦しむ初子《はつこ》さんを見守るつらさに、やがてご主人は心も体も疲れはててしまいました。そんなご主人のようすを見て、**訪問診療《しんりょう》**をおこなっていた医師は言いました。

「週一回ではなく、ぼくが毎日来ることにします。初子さんの痛みを減らしていくために、できるかぎりのことをします。いっしょに家にいたいという初子さんの望みをかなえましょう」

その日から、医師は毎日初子さんのもとを訪《たず》ねました。たのもしく、いつも笑顔で話をする医師に、体の痛みと死ぬことへの不安をかかえる初子さんも安心し、次第《しだい》におだやかになっていきました。痛みどめの医療用麻《いりょうようま》薬《やく》をしみこませた貼《は》り薬や、段階的に追加した鎮痛剤《ちんつうざい》のおかげで、痛みもコントロールできるようになり、ご主人も睡眠をとれるようになりました。

【訪問診療《しんりょう》】 医療《いりょう》は、受ける場所によって①外来医療（外来診療《しんりょう》）：病院や診療所の外来に通って受ける ②入院医療：入院して受ける ③在宅医療：自宅や施設《しせつ》などで受ける、の三つにわかれる。③の在宅医療のなかで、医師が患者《かんじゃ》の居宅《きょたく》（自宅をはじめ親戚《しんせき》の家、老人ホーム、グループホームなど）に出向いておこなう診療に「往診《おうしん》」と「訪問診療」がある。保健診療上、医師がそのつど患者の求めに応じて出向く診療を「往診」、日ごろから医師が定期的に診療の計画を立てて患者の同意を得て定期的に居宅に

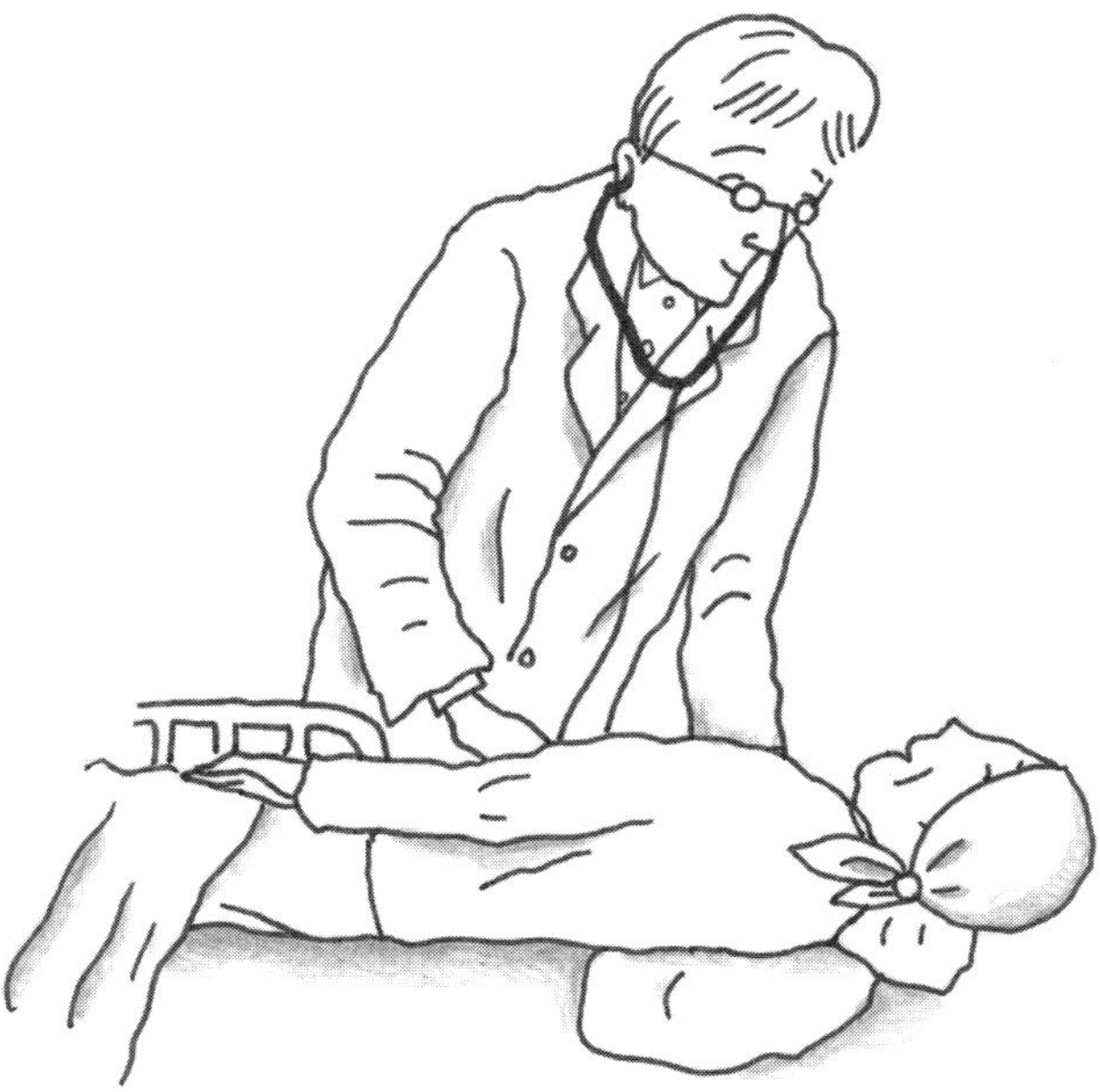

出向いて診療するものを「訪問診療」として区別し、料金も異なる。緊急《きんきゅう》時《じ》には三六五日×二十四時間体制で対応し、必要に応じて臨時の往診や入院先の手配などをおこなう。

「このまま静かに看取《みと》ることができるといいですね。初子《はつこ》さんも、痛みなく静かに過ごせると幸せですね」

と言った医師に、ご主人はしみじみとした声で、

「そうですね。本当にそのとおりです」

とこたえました。

初子は家に帰りたくて帰ってきた。最期《さいご》のときを家族といっしょに過ごすことができただけで十分幸せだ。治療《ちりょう》を優先させて生きている時間が多少長くなるとしても、もう入院させるのはかわいそうだ。ご主人はそう思ったそうです。

入院中に病院の医師をたよっていた患者《かんじゃ》さんのなかで、在宅療養《りょうよう》になり、地域の医師の訪問診療《しんりょう》を受けることになると、病院の医師に見放されたと思ってしまう方は少なくありません。そのため、安心し、信頼《しんらい》できる訪問診療の医師の存在はとてもたいせつです。初子さんとご家族にとって、本

当によい医師にめぐりあえたことは幸いでした。

やがて訪《おとず》れるお別れのために

痛みどめの医療用麻薬《いりょうようまやく》の影響に加え、最期の日が近づいている初子さんは、ウトウトする時間が長くなりました。それでも、起きているときは、意識ははっきりとしていました。

「最期まで家にいられるのね」

初子さんは、なんどもその言葉をくりかえしました。それまでけわしかった初子さんの表情は、目に見えておだやかなやさしいものにかわっていきました。

初子さんが落ち着いて日々を過ごしているようすを見て、最期の説明をする時期だと判断しました。デリケートな話ですから、患者さんの状態とご家族の心理的な問題を十分ふまえ、慎重《しんちょう》に時期を見きわめなければなりません。

初子《はつこ》さんの体の状態。お別れの日が近づいていること。これからの病状の変化。徐々《じょじょ》に体の機能がおとろえ、心臓と呼吸が止まってしまうこと。

今後、初子さんに訪《おとず》れるであろうことについてお話すると、ご主人は自分の手元をじっと見つめ、相づちを打ちながら声を出さずに聞いていました。

「**旅立ちの衣装**には、なにを着ていただきましょう」

最後にそう問いかけると、ご主人はしばらく考えたすえ、

「いまはまだ考えられません。少し時間をください」

と小さな声でつぶやきました。

以前は、亡《な》くなった人には白い着物（**死装束**《しにしょうぞく》）を着せることが一般的《いっぱんてき》でしたが、いまは生前《せいぜん》に気に入っていた服や、その人らしい姿で旅立たせてあげることが多くなっています。ご主人は、眠《ねむ》っている初子さんの顔を見

【旅立ちの衣装】死への旅立ちのときに着せる衣装のこと。

【死装束《しにしょうぞく》】亡《な》くなった人を納棺《のうかん》（遺体《いたい》を棺《ひつぎ》に納める儀式《ぎしき》）するときに着せる着物のこと。別名「白《しろ》装束《しょうぞく》」ともいう。白一色の和服で、左前を合わせにして着せる。「前」というのは、「手前」という意味で、左前は着物のえりを左、右の順に重ねることをいう。ふつう、着物のえりは、「右前」に着るのが正しいやり方。死者のえりあわせを生者の逆としている。仏式では死者は浄土《じょうど》へと旅に出るとされていて、その ための巡礼《じゅんれい》の衣装を死装《しにしょう》

つめながら、じっと考えこんでいました。

その日を迎《むか》えて

元気だったときには、家事をてきぱきとこなし、家族の世話を一手に引き受けていたという初子さん。在宅療養《りょうよう》に入ってからも、

「痛みはない？　苦しくない？　心配なことはない？」

と声をかけるわたしに、

「葬儀《そうぎ》の手配が心配。まかせておいて大丈夫《だいじょうぶ》なのかしら」

と、くりかえし言っていました。

やがて、初子さんは最期《さいご》のときを迎《むか》えました。とてもおだやかな表情で、本当に、ただ眠っているだけのように見えました。

ご主人が用意した旅立ちの衣装は、朝顔の模様が鮮《あざ》やかな浴衣《ゆかた》でした。

束《ぞく》としている。神道《しんとう》やキリスト教ではとくに死装束にあたる衣装はない。

それをまとった初子《はっこ》さんは、遠い日の子どもに返ったようにあどけなく、華《はな》やいで見えました。ご主人は浴衣姿《ゆかたすがた》の初子さんの手をそっと握《にぎ》り、

「初子。これを着てお祭りに行こうね。子どもたちも孫たちも連れて、いろいろなものを買ってやろうね」

と声をかけました。そしてそのまま、いつまでもいつまでも、ゆっくりと初子さんの手をなでていました。

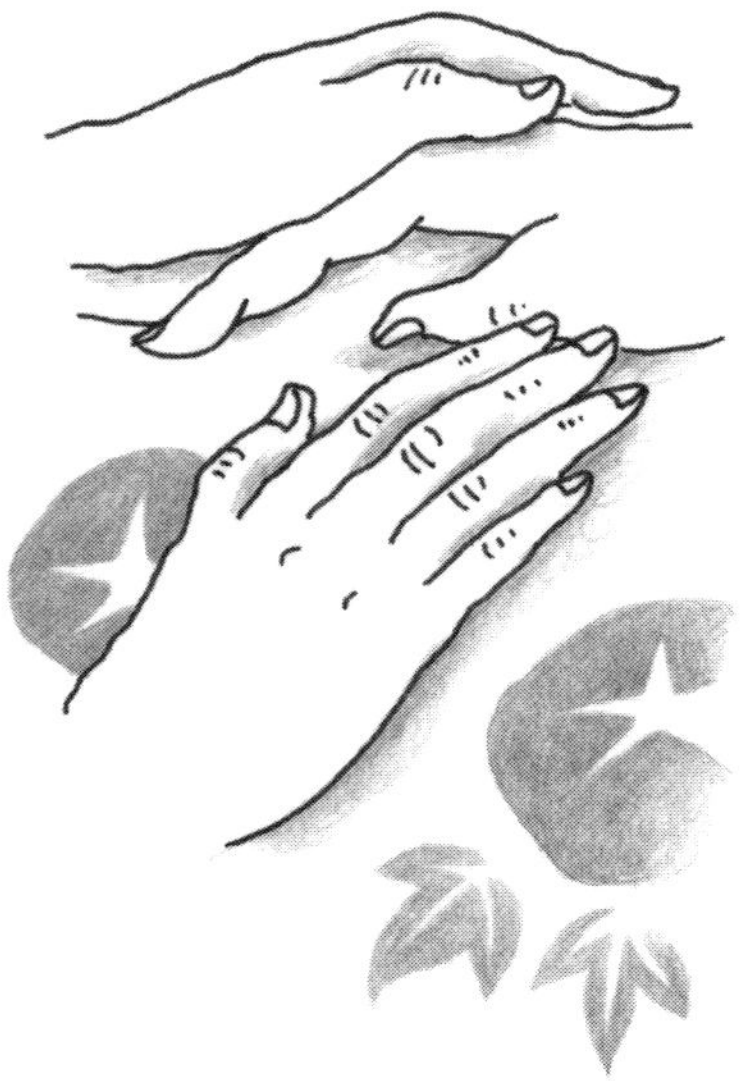

在宅医療《いりょう》ネットワーク

在宅医療《いりょう》が求められる時代

わが国の八十歳《さい》以上の人口が一千万人を超《こ》えたことがニュースになったのは、二〇一五年九月のことです。人口の予測では、二〇〇五年から二〇三〇年までの二十五年間に、七十五歳以上の後期高齢者《こうれいしゃ》は千百万人から二千二百万人に倍増すると言われています。

また、死亡者数《しぼうしゃ》のうち、一九五一年には八十二・五％が自宅で亡《な》くなりましたが、二〇一三年には自宅で亡くなったのは十二・八％で、七十五・六％が病院で亡くなっています。平均寿命《じゅみょう》の伸《の》びにしたがって、高齢になって病気にかかり、一定の年月、病気療《りょう》養《よう》をして亡くなる人が急増することが予想されます。現在の病院などの施設《しせつ》数では、希望する人がすべて入院することはむずかしくなります。

一方、病院などに入院している高齢者《こうれいしゃ》や病気をもった人たちの大部分は、「家に帰りたい」という希望を述べられます。実際、条件を整えて家に帰ったことで、生きる気力をとりもどす方は多く見られます。自宅はなにより、自分自身の生活の場であるからでしょう。

この両面から、いま、在宅医療《いりょう》が切実に求められています。これまでの「治す医療」と合わせて、「高齢になり病をもっても、自宅で生活の質を保ち、なごやかな終末を迎《むか》えること」をめざす「自宅での看護・介護《かいご》」が必要な時代になってきたのです。

在宅の看護・介護《かいご》を支える専門家たち

自宅から通院しながら治療《ちりょう》していた状態から身体的な条件などで通院がむずかしくなったとき、また、急性の治療を終えて退院したときなどに、在宅介護に切りかえるケースが多くみられます。

医療や看護の体制が整っている病院では、治療上必要な医療処置、投薬、食事や排泄《はいせつ》の世話など、すべて病院のしくみのなかでおこなわれます。

しかし、自宅では、介護者（多くは家族）が、患者《かんじゃ》に寄りそって、①食事　②排泄　③睡眠《すいみん》　④移動　⑤清潔　そして⑥生きがいについて気を配り、世話をしなければなりません。これにはたいへんな時間と体力・気力を要し、介護者が倒《たお》れてしまうこともめずらしくありません。

その介護者を支えるのが、訪問診療の医師、看護師をはじめとする各種の専門家たちです。

また、それらの専門家たちと連絡《れんらく》をとり、それぞれの時間割などを調整するケアマネジャーや、患者や介護者の相談にのる医療ソーシャルワーカー（在宅では生活相談員）も必要です。

顔の見える関係づくりと情報の共有

在宅医療《いりょう》が可能になるためには、地域にその体制がつくられていなければなりません。日常生活範囲内《はんいない》のおおむね三十分以内に、医療、介護《かいご》、生活支援、住まい、予防の五つに必要なサービスが提供される取り組みが包括的《ほうかつてき》（利用者のニーズに応じた五つの適切な組みあわせによるサービス提供）、継続的《けいぞくてき》（入院、退院、在宅復帰を通じて切れ目なく）におこなわれることが必須《ひっす》と厚生労働省《こうせいろうどうしょう》の指針にもうたわれています（二〇一二年七月十一日　厚生労働省在宅医療拠点事業説明会資料より）。

一人の患者《かんじゃ》を支えるために、その患者さんとご家族の生活の場である自宅に、在宅主治医、訪問看護師などをはじめたくさんの専門家が訪問することになりますが、その日《にっ》程《てい》を調整し、必要な連絡《れんらく》をとり、ケアプランを立てるのがケアマネジャー（介護支援専門員）の仕事です。所属も立場も違《ちが》い、それぞれ多忙《たぼう》な専門家とは、連絡をとること自体が一仕事。とくに医師との連絡がたいへんという声が聞かれます。

地域包括支援センターによる地域ケア会議をおこなって、医療、看護、介護の関係者が一堂に会してワークショップなどで関係づくりや課題共有をおこなう（千葉県柏市《ちばけんかしわし》）、医師の望む連絡手段（電話、ＦＡＸ《ファックス》、面談など）や連絡可能時間帯を公表しておく（千葉県松戸市《まつどし》）などの取り組みも報告されています。

また、退院時より、その患者さんにかかわる立場の異なる医師たち（在宅主治医、在宅副主治医、病院主治医、病院緩和《かんわ》ケアチームの医師など計六名）がメーリングリストを組んで情報を共有するなど、所属を超《こ》えてひとつのチームとして患者の在宅介護を支援しようという取り組みもなされています。

一院一医の開業医が在宅主治医になる場合、学会出張や休暇《きゅうか》の際の手当を地域の他の医師に依頼《いらい》しあうという体制もとられていますし、退院する患者さんに地域の主治医をコーディネートする長崎在宅Dr.《ながさきざいたくドクター》ネットの診診連携《しんしんれんけい》（クリニック同士の連携と役割分担）の例もあります。

三 長男夫婦の家での生活

抗《こう》がん剤《ざい》治療《ちりょう》をやめたふきこさん

ふきこさんは六十歳《さい》の女性です。子宮がんを発病して二年がたっていました。ふきこさんは、この二年間に、手術や**抗《こう》がん剤《ざい》**の治療《ちりょう》などを受けました。しかし、抗がん剤の効果がないとわかった時点で、継続《けいぞく》していた抗がん剤の治療をやめることにしました。抗がん剤はその効果の反面、髪《かみ》が抜《ぬ》ける、食欲がなくなる、倦怠感《けんたいかん》が出る（だるい）、など**副作用**がいろいろ出てきます。また、治療費もたいへん高額になってしまいます。

それまで受けてきた治療をやめるということは、患者《かんじゃ》さんにとって、大きな決断のいることです。

【抗《こう》がん剤《ざい》】→32ページ

【副作用】→17ページ

【大腸が閉塞《へいそく》された状態】大腸の内容物の通過が完全にふさがれているか、深刻な通過障害をきたしている状態をいう。がんの進行で大腸が閉塞《へいそく》すると、腸内管に便や腸液やガスなどがたまっておなかが張り、腹痛や吐《は》き気《け》などがおきてつらい思いをする。

【担当医師】患者《かんじゃ》の診療《しんりょう》や治療《ちりょう》をおこなう医師のこと。69ページ参照。

【薬剤師《やくざいし》】資格を得て、

ふきこさんも悩《なや》んだすえの決断でした。また、そのころには**大腸が閉塞《へいそく》された状態**になってしまいました。そこで大腸がつまらないように、大腸までチューブを入れて、体の外に大腸からの分泌液《ぶんぴつえき》が流れるように、処置をしました。

そのころ、ふきこさんのご主人は施設《しせつ》に入所していましたので、ふきこさんは、長男夫婦の家で在宅療養《りょうよう》をスタートすることになり、その方針の話しあいがはじまりました。

息子《むすこ》に迷惑《めいわく》をかけたくない！

病院のふきこさんのベッドを囲んで、退院後について話しあいました。

その話しあいには、ご本人、ご家族を中心に、病院の**担当医師**と看護師、**薬剤師《やくざいし》**、リハビリテーションの担当者（**理学療法士《りょうほうし》**、**作業療法士**など）、

薬を調合する仕事をしている人。72ページ参照。

【理学療法士《りょうほうし》】→71ページ

【作業療法士《りょうほうし》】→71ページ

【医療《いりょう》ソーシャルワーカー】保健・医療《いりょう》機関で患者《かんじゃ》やその家族が抱《かか》える経済的・心理的・社会的問題などに関する相談を聞き、解決のために支援する専門家のこと。75ページ参照。

医療《いりょう》**ソーシャルワーカー**、また、今後ふきこさんを担当する**訪問診療**《しんりょう》**の医師**、看護師（わたし）、**ケアマネジャー**、在宅での**ホームヘルパー**など、たくさんの人が参加しました。可能なかぎり多くの人が参加することで、ふきこさんの在宅医療《いりょう》を充実できるように努力します。そのためには、より多くの人がそれぞれの立場から意見を出しあって、情報を共有することは、とても重要なことです。

訪問診療の医師がふきこさんにたずねました。

「**最期**《さいご》はどこで過ごしたいですか？」

ふきこさんは、しっかりと自分の意思を伝えました。

「最期まで息子《むすこ》に迷惑《めいわく》をかけたくありません。病院で迎《むか》えたいです」

しかし、ふきこさんのように、患者《かんじゃ》さんが最期は入院を望んだ場合でも、思いどおりにならないことが多くあります。その理由は、次のようなものです。

【訪問診療《しんりょう》の医師】患者《かんじゃ》の自宅に出向いて診療《しんりょう》をおこなう医師のこと。70ページ参照。

【ケアマネジャー】↓73ページ

【ホームヘルパー】↓75ページ

【最期《さいご》】↓22ページ

・病院のベッドがいっぱい
・治る可能性のある患者が優先
・入院の費用がかさむ
・ご家族の希望や事情

訪問看護師は、そうした患者さんやご家族の気持ちの変化、状況《じょうきょう》の変化にも寄りそって、在宅での療養《りょうよう》が少しでもおだやかで、安らかな時間になるよう心がけます。

逆に、家族が最期まで自宅で過ごさせたいと思っても、患者さんの病状の変化、家族の状況の変化などによっては、在宅医療をあきらめなければならないこともあります。

病院のベッドとは大違《おおちが》い

ふきこさんが退院してはじめて訪問したとき、薬の副作用のせいか、落ち着きがなく、身の置きどころのないようすでした。それでも入浴をとても楽しみにしていたので、ふきこさんに、二週間ぶりにお風呂《ふろ》に入っていただくことにしました。

お風呂に入る準備もたいへんです。ふきこさんの体から**点滴**《てんてき》の針を抜《ぬ》き、痛みどめの注射針をはずします。大腸まで入れたチューブはそのままなので、**入浴介助**《かいじょ》は、とても神経をつかいます。うれしいことに、息子《むすこ》さんが率先して手伝ってくださいました。自宅のお風呂に入れる気持ちよさは患《かん》者《じゃ》さんにとって、この上ないものだと言います。

ふきこさんは息子さんに「ありがとう、いい気持ち……」と、笑顔《えがお》で言っていました。そして、「病院のベッドで過ごしているのとは、まるで違《ちが》い

【点滴《てんてき》】→33ページ

【入浴介助《かいじょ》】自力で入浴することが困難な人に対して、他者が介助《かいじょ》をおこなうことをいう。体を清潔にするのはもちろん、精神的・肉体的な苦痛と緊張《きんちょう》をやわらげることを目的にしている。

ますね」と、しみじみと笑顔でわたしに話されました。患者さんの笑顔は、看護師にとっていちばんうれしいプレゼントです。

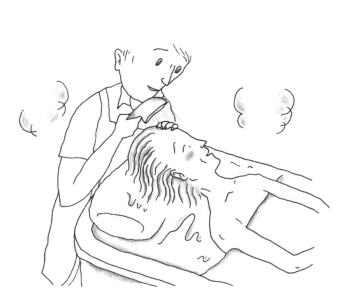

しばらくして、大腸まで入れたチューブが抜《ぬ》けてしまったことをきっかけに、ふきこさんは、一週間入院することになりました。

わたしは、ちょうどいい機会だと考え、ふきこさんの落ち着きのない状態について、**がん相談看護師**さんに質問しました。

その看護師さんが、痛みどめの薬が合わないのではないかとアドバイスしてくださったので、さっそく**主治医**に相談しました。そして、入院中に薬を変えることになりました。

本来のふきこさんの姿

変更《へんこう》した薬が、ふきこさんの体に合ったのでしょう。

ふきこさんは見違《みちが》えるほど元気になっていきました。食欲も出て、汁《しる》もの（くだものやみそ汁、好きなコーヒーなど）を少しだけ味わうことがで

【がん相談看護師】がん専門の相談員としての研修を受けた看護師。

【主治医】↓14ページ

きるまでに回復しました。そのころには、体力もついて、入浴《にゅうよく》も一人ででき るようになりました。もともとおしゃれなふきこさんは、美容室にも行きたい、というほど前向きな気持ちが出てきました。

訪問看護を開始したばかりのころには、「孫がうるさくて……」などと、機嫌《きげん》が悪そうだったふきこさんが、とてもやさしい顔で、お孫さんと遊んでいました。

薬による**せん妄**《もう》からも解放され、本来のふきこさんの姿に戻《もど》れたのです。雪が降ったときには、雪景色を楽しみ、「寒いところきていただいて、ありがとう」と、わたしたちへのいたわりの言葉も忘れませんでした。

「お嫁《よめ》さんがとてもよくしてくれます。いい人だから……。ここに来て本当によかった」

と、介護《かいご》してくださるお嫁さんに感謝しつつ、ふきこさんのおだやかな時間が流れました。

【せん妄《もう》】↓17ページ

絶対に入院したくない

安定した生活はつかの間《ま》でした。

ある日、息子《むすこ》さんから「ひどく痛がるのですが……」と、相談の電話がありました。

ふきこさんの体には痛みどめの注射針がささっていて、**緊急《きんきゅう》ボタン**をおせば、薬が入るようにセットされていました。わたしは息子さんに説明して、そのボタンをおす回数を増やすことにしました。

在宅介護《かいご》では、ご家族が医療《いりょう》器具の扱《あつか》いをよく理解し、慣れていかなければなりません。しかし、ご家族にとっては、そのボタンひとつおすことも、とても神経をつかうことなのです。

そのころふきこさんの体は、薬を増やすだけでは痛みに対処しきれなくなっていました。

【緊急《きんきゅう》ボタン】突然《とつぜん》痛くなったときに患者《かんじゃ》自身がボタンをおすだけで、医師によってあらかじめ設定された薬が一定量のみが追加されるようになっている。

そのようすを間近で見ていたご家族は、あまりにつらそうなので入院を勧《すす》めました。ふきこさんは、「絶対入院したくありません」と、わたしにはっきりと言いました。

当初、家族に迷惑《めいわく》をかけたくないからといって、最期《さいご》は入院することを希望していたふきこさんでしたが、そのときは家にいたいと強く望んだのです。

わたしには、在宅療養《りょうよう》している患者《かんじゃ》さんが、そういう気持ちになられるのは、とてもよくわかります。家にいることで、かけがえのない家族のたいせつさを感じているのです。

・入院すれば家に戻《もど》れなくなってしまう。

・痛みさえがまんすれば家にいられる。

・最期は家族のいるところで……。

などの気持ちからでしょう。

わたしは、ご家族の気持ちも確認しました。その結果、主治医の決断により**医療用麻薬**《いりょうようまやく》の濃度《のうど》を上げて、痛みに対処することになりました。

少しずつ医療用麻薬の量を増やすことで、緊急《きんきゅう》ボタンの回数が減りました。主治医は、ふきこさんの気持ちをいちばんたいせつにして、在宅療養《りょうよう》が続けられるようはからいました。

しかし、これは、主治医と訪問看護師、その他の関係者、そしてご家族とのしっかりとした気持ちのつながりがあって、はじめてできることなのです。ふきこさんの場合、当初から関係者が情報を共有していたのがよかったと思いました。

よくやってくれました……

その後、ふきこさんの体調は、急激《きゅうげき》に悪化していきました。ふきこさん

【医療用麻薬《いりょうようまやく》】→16ページ

自身がくやしそうに、「なにがなんだか自分がわからない……」と、力のないようすでなげくばかりです。

ふきこさんの病状は、切迫《せっぱく》してきました。

そんななか、息子《むすこ》さんは、次のようにはっきりと意思を伝えてくださいました。

「最期《さいご》は家で看取《みと》ります。母がいちばん望んでいることですから」

お別れの日は間《ま》もなくやってきました。ふきこさんは、「お風呂《ふろ》に入りたい」と、しっかりとした声で言いました。最期の入浴《にゅうよく》になってしまうことは、息子さんもわかっていました。みんなで協力して、ふきこさんの負担《ふたん》にならないように、ゆっくりとていねいに入浴していただきました。ふきこさんはとてもうれしそうなほっとした表情で、言葉にもならない気持ちを、うなずきながらあらわしていました。

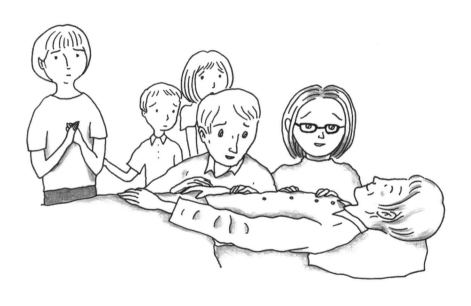

その直後からふきこさんは寝《ね》たきりになってしまいました。ふきこさんの体力は尽《つ》きようとしていました。

最期《さいご》を自覚されたのでしょう。息子《むすこ》さん、お嫁《よめ》さん、娘《むすめ》さん、お孫さん、それぞれにしっかりと、顔を見ながら、

「ありがとう。よくやってくれました」

と、感謝の言葉をはっきりとした声で言いました。

お嫁さんのご両親にも、お礼の言葉を伝えました。そして、安心したように深い眠《ねむ》りに入り、おだやかな表情になりました。とても、とても、静かな最期でした。

看取《みと》りを終えて

息子《むすこ》さんにとって、病気がわかってからの二年間は、とても短かったそうです。

「治療《ちりょう》の連続になる覚悟《かくご》はしていました。でも、もっといっしょに好きなところに外出したりして、母に楽しんでもらえる時間がほしかった」

と、話していらっしゃいました。

在宅ケアにかかわる専門家たち

◎病院の担当医師と看護師

手術をふくむ急性の治療《ちりょう》で入院しているときは、病院の担当医師が主治医となり、同様に病院の看護師がその患者《かんじゃ》さんの看護の責任者となります。また、病気をもっていても自宅で生活し、通院しているときは、その医師が主治医となります。

在宅医療《いりょう》になったときには、地域の在宅主治医がつきます。

在宅主治医と病院の担当医師は、これまでの病歴や患者さんの生活環境など、よく情報を交換《こうかん》しあって、よりよい治療、看護をすることが望まれます。

また、在宅医療の期間中でも緊急《きんきゅう》な診断《しんだん》や治療が必要となれば、再び入院することもあります。緊急時にかけこめる病院があることが、地域での在宅医療の支えになっています。

◎訪問診療《しんりょう》の医師

病院の主治医から情報をバトンタッチして在宅の患者《かんじゃ》さんを受けもち、在宅主治医となります。患者さんの状態に応じて、必要な回数の訪問診察をし、投薬の指示や、訪問看護師に処置などの指示を出します。患者さんやご家族には病状の説明や気をつけることなどを伝えます。やりとりのなかで、患者さんの気持ちに寄りそい、心の支えになることも大事な仕事です。

◎訪問看護師

在宅医療《いりょう》を受ける患者さんと介護《かいご》するご家族を支える医療職です。在宅主治医の指示を受けて注射などの処置、身心の観察、清拭《せいしき》（お湯などで体をふいて清潔にすること）などをおこない、介護するご家族やヘルパーと言葉を交わしてそのようすにも気を配り、医師やケアマネジャーと連絡《れんらく》をとりながら日々の看護を進めます。

患者さんの生活の場や自宅を訪問することによって、入院時には見えない生活の背景や家族関係、喜びや生きがいについて知り、感じとることができるのは大きな利点です。

◎訪問リハビリテーション

理学療法士《りょうほうし》や作業療法士などが自宅を訪問し、体の機能の維持《いじ》回復（理学療法士）や日常生活の自立を助ける（作業療法士）ために、患者さんに必要な心身のリハビリテーションをおこないます。体がかたまりがちな患者さんにとって、必要な援助です。医療保険制度で対応する場合と、介護保険制度で対応する場合があります。

◎訪問歯科医師・歯科衛生士

体が弱り、とくに寝《ね》たきりの状態になると、歯みがきも十分にできなくなりがちです。歯科医師による歯の治療《ちりょう》や検診、入れ歯や差し歯のチェック、歯科衛生士による口腔《こうくう》ケアは、かんだり飲んだりする機能を維持し、口のなかをさっぱり清潔にして気持ちよく過ごすためにも必要です。また、介護する家族やヘルパーたちに、口のなかを清潔に保つ手技《しゅぎ》（手をつかっておこなう技《わざ》）を指導することもあります。

◎訪問入浴介護《かいご》

折りたたみ式の浴槽《よくそう》を自宅に持ちこんで、患者《かんじゃ》さんをお風呂《ふろ》に入れるサービスです。寝《ね》たきりや一人で入浴できない患者さんにとって、ゆっくりお湯につかり、頭や体を洗ってもらうことは、なんとも気持ちのいいことです。清潔を保ち、気持ちの解放にもつながる入浴サービスは、患者さんの生きる喜びにもなります。

◎訪問薬剤師《やくざいし》の管理指導

薬剤師《やくざいし》が患者さんの家を訪問すると、家のあちこちから飲み忘れた薬が出てくることがよくあります。残った薬と情報を整理し、今後の治療《ちりょう》方針にそった調剤《ちょうざい》をすることが、薬剤師が在宅の患者さんを訪問指導する意義と言えるでしょう。薬をきちんと飲むようにするのは、在宅では根気のいる仕事です。薬剤師の訪問管理指導によって、医療《いりょう》の安

郵　便　は　が　き

料金受取人払

麹町局承認

6889

差出有効期間
平成29年2月
28日まで
(切手不要)

102-8790

108

(受取人)
東京都千代田区富士見 2-2-2
東京三和ビル

彩流社　行

●ご購入、誠に有難うございました。今後の出版の参考とさせていただきますので、裏
アンケートと合わせご記入のうえ、ご投函ください。なおご記入いただいた個人情報は、商
出版案内の送付以外に許可なく使用することはいたしません。

◎お名前《フリガナ》　性別　男 女　生年　年

◎ご住所　都道 府県　市区 町村

〒　TEL　FAX

◎ E-mail

◎ご職業　1. 学生（小・中・高・大・専）2. 教職員（小・中・高・大・専）
3. マスコミ 4. 会社員（営業・技術・事務）5. 会社経営 6. 公務員
7. 研究職・自由業 8. 自営業 9. 農林漁業 10. 主婦
11. その他（　）

◎ご購読の新聞・雑誌等

◎ご購入書店　書店　都道 府県　市区 町村

愛　読　者　カ　ー　ド

お求めの本のタイトル

お求めの動機　1. 新聞・雑誌などの広告を見て（掲載紙誌名→　　　　）
書評を読んで（掲載紙誌名→　　　　）3. 書店で実物を見て　4. 人に薦められて
ダイレクト・メールを読んで　6. ホームページなどを見て（サイト名ほか情報源→
　　　　）7. その他（　　　　）

本書についてのご感想　内容・造本ほか、弊社書籍へのご意見・ご要望など、ご自由
書きください。（弊社ホームページからはご意見・ご要望のほか、検索・ご注文も可能で
でぜひご覧ください→　http://www.sairyusha.co.jp.）

記入いただいたご感想は「読者の意見」として、匿名で紹介することがあります

籍をご注文の際はお近くの書店よりご注文ください。
くに便利な書店がない場合は、直接弊社ウェブサイト・連絡先からご注文頂い
結構です。
にご注文を頂いた場合には、郵便振替用紙を同封いたしますので商品到着後、
局にて代金を一週間以内にお支払いください。その際 400 円の送料を申し受け
ります。
円以上お買い上げ頂いた場合は、弊社にて送料負担いたします。
、代金引換を希望される方には送料とは別に手数料300円を申し受けております。

ＲＬ：www.sairyusha.co.jp
番号：03-3234-5931　ＦＡＸ番号：03-3234-5932
ルアドレス：sairyusha@sairyusha.co.jp

全、薬物療法《りょうほう》を確実、有効《ゆうこう》におこなうことができます。

◎管理栄養士

入院中の食事は、病院の管理栄養士の立てた献立《こんだて》でつくられます。しかし在宅の場合は、ご家族やヘルパーがつくるため、栄養の面ではかたよりがあったり、必要な栄養がとれていなかったりすることもあります。在宅であっても、生命維持《いじ》に欠かせない食事、栄養の摂取《せっしゅ》について、専門家である管理栄養士の栄養評価、献立の作成、食事づくり指導などの援助が望まれています。

◎ケアマネジャー（介護《かいご》支援専門員）

介護《かいご》保険法では、次のように定義されています。

「介護支援専門員とは、要介護者《ようかいごしゃ》などからの相談に応じ、および要介護者がその心身状況《じょうきょう》に応じ適切な居宅《きょたく》サービス事業を行う者、介護保険施設《しせつ》などとの連絡《れんらく》調整等を行う者であって、要介護者《ようかいごしゃ》が自立した日常生活を営むのに必要な援助に関する専門知識及び技術を有する者として省令《しょうれい》で定めるものをいう」

また、ケアマネジャーがおこなう「介護支援サービス」とは、「要援護者《ようえんごしゃ》やその家族が持つ複数のニーズと社会資源を結びつけることによって、要援護者の生活の質を高めること」と定義されています。保健、医療《いりょう》、福祉《ふくし》に関する一定の資格と実務経験をもった人が介護支援専門員実務研修受講試験に合格し、実務研修を受けて資格を得ます。

実際には、①介護サービス利用者についての情報収集　②アセスメント（課題分析《ぶんせき》）　③ケアプラン（居宅《きょたく》サービス計画書）の作成・更新《こうしん》　④モニタリング・評価　⑤サービス担当者会議の開催《かいさい》　⑥給付管理業務　⑦要介護認定《にんてい》の更新等の申請《しんせい》代行業務　⑧要介護認定調査業務　⑨その他　をおこないます。

ケアマネジャーは、多業種複数の人たちを、患者《かんじゃ》さんのよりよい看護・介護に向かって組織する、司令塔《しれいとう》の役目を担っています。

◎医療《いりょう》ソーシャルワーカー（在宅では生活相談員）

病気になったとき、これまでと同じ生活がむずかしくなり、いろいろな問題に直面します。社会福祉士の立場から患者さんやご家族の抱《かか》える経済的・心理的・社会的問題の解決、調整を援助するのが医療ソーシャルワーカーです。病院などの相談室や保健所にいる専門家ですが、近年は医療と福祉の連携《れんけい》強化が求められているなかで、病院・保健所だけでなく、介護老人保健施設《しせつ》や在宅介護支援センターなどにも活躍の場が広がっています。

◎ホームヘルパー（訪問介護員《かいごいん》）

高齢者《こうれいしゃ》、障《しょう》がい者《しゃ》や病人などの自宅を訪問し、食事、排泄《はいせつ》、入浴等の介助、調理、洗《せん》濯《たく》などの家事、生活必需品《ひつじゅひん》の買いもの、関連機関などとの連絡《れんらく》、生活や介護に関する相談、助言をおこないます。

四　家族も二人三脚《ににんさんきゃく》

病気を受けいれられない昭雄《あきお》さん

昭雄《あきお》さんは、がんで休職中の五十代の男性です。ご家族は、会社勤めの奥さんと、東京で暮らす大学生の息子《むすこ》さんの三人です。

昭雄さんは、がんの発病から数年後に、がんが肺に**転移**していることがわかりました。昭雄さんの通院先の**がん相談看護師**からの依頼《いらい》で、**訪問看護**がはじまりました。

昭雄さんは、そのころはご自分の病状を受けいれることができていないようすでした。とてもきまじめな性格で、**主治医**にも検査結果の数値などについて、ご自分が納得のいくまで説明を受けていました。その姿勢は、**訪問看護師**に対しても同様で、薬ひとつの**内服**にも、なぜ？　どうして？

【転移】↓14ページ

【がん相談看護師】↓60ページ

【訪問看護】↓14ページ

【主治医】↓14ページ

【訪問看護師】↓70ページ

【内服】　薬を飲むこと。内服薬とは錠剤《じょうざい》やカプセル剤、こな薬、みず薬などの飲み薬をいう。ぬり薬やうがい薬、目薬などは「外用薬」と言う。

と、わかりやすい説明を求めてこられました。検査データの分析《ぶんせき》を、ご自分なりに理解することで、元気になるための目標をもち、ご自身を支えていたのかもしれません。

一般《いっぱん》に、がんなどの悪い知らせを受けた人の心理的ストレスは、受けたあとの十四日以内がもっとも強いと、特定非営利活動法人**日本緩和医療学会**《にほんかんわいりょうがっかい》で言われています。患者《かんじゃ》さんによっては、「自分の病気が、がんとわかって一か月しかたっていないのに、もうじき死ぬということを受けいれなければならないなんて」と、感情が混乱してしまう方も少なくありません。

昭雄さんの場合は、病気について、ご自分の感情をあらわにすることがなく、それがかえって、わたしには心配でした。

昭雄さんは、当初は**鎮痛剤**《ちんつうざい》の**医療用麻薬**《いりょうようまやく》をつかうことを、とてもいやがっていました。鎮痛剤をつかうことによる**副作用**の心配、またそれは、自ら病気の進行を認めることのように思われていたようです。

【日本緩和医療学会《にほんかんわいりょうがっかい》】がん医療《いりょう》を中心とした緩和《かんわ》医療の発展のための研究や人材育成をおこなっている特定非営利活動法人。

【鎮痛剤《ちんつうざい》】→41ページ
【医療用麻薬《いりょうようまやく》】→16ページ
【副作用】→17ページ

わたしは「昭雄《あきお》さん、痛みをがまんすることは、かえって昭雄さんの体力を奪《うば》ってしまいます」など、ていねいに説明を重ねて、納得していただきました。そして、緊急時《きんきゅうじ》の薬のつかい方を説明し、薬による体調の変化についてもできるだけ記録していただくようにお願いしました。

在宅介護《かいご》では、患者《かんじゃ》さんの記録が、とても重要です。訪問看護師は、そのつど、患者さんの変化に目をこらし、耳を澄《す》ます思いで接し、患者さんの体調の記録（その日の食欲、どんなものがおいしかったのか、便通は？　トイレの回数は？　睡眠《すいみん》は？　吐《は》き気《け》などはないか？　痛みはないか？）と、訪問したときのようすを、細かく**担当医師**に伝えます。医師はそれによって、いま、患者さんにとって、在宅でどんな療養《りょうよう》が最適かを考えるのです。

【担当医師】→69ページ

休職して在宅介護《かいご》をスタート

奥さんのゆう子さんはお勤めをされていましたが、昭雄さんの在宅介護のために、会社を休職しました。

昭雄さんは、がんの肺への転移が見つかる前には、自ら病気とつきあう生活スタイルをつくり、自分で体調を管理していました。

ゆう子さんが仕事に出ているあいだ、昭雄さんは、好きな時間に休み、好きな時間にパソコンをするなどしながら病気と闘《たたか》っていました。病気とうまくつきあっていたのです。

しかし、会社勤めで、時間に管理されて過ごしていたゆう子さんには、この生活スタイルはなじみにくいものでした。

ゆう子さん自身も休職をした不安から、ストレスがたまっていました。

わたしは、ゆう子さんがどの程度、昭雄さんの病気の状態を理解されているのか、少し不安でした。

ある日、ゆう子さんが泣きながらわたしに電話をかけてきました。

「主人が家の掃除《そうじ》をいやがり、なにも片づけられません。わたしがすることに文句ばかり言って……」

病気の昭雄《あきお》さん、介護《かいご》をするゆう子さん、お二人のストレスが重なりあって、ついに衝突《しょうとつ》してしまったのです。

わたしはゆう子さんの言い分をしっかりと聞きました。そして落ち着かれたところで、昭雄さんとの向きあい方について、わたしからのアドバイスをさせていただきました。

あらためて、昭雄さんの病状について説明し、昭雄さんの生活スタイルをできるだけ受けいれてほしいと、お願いしたのです。

具体的には、食事は食べられるときにとっていただき、体力をつけてほしいこと、好きなことで少しでも楽しい時間を過ごしてほしいこと、薬の副作用のつらさ、**胸水《きょうすい》**の苦しさなどです。

その後、ゆう子さんは少しずつ、ご主人の介護生活になじんでいかれました。

お墓参りに行きたい

昭雄さんに残された時間もわずかになってきました。

わたしは昭雄さんにたずねました。

「昭雄さん、なにかしたいこと、気になることはありませんか?」

昭雄さんは、遠いところを見るような眼差《まなざ》しで言いました。

「実家に帰って、母に会いたいですね。そして墓参りをしたいです。無理でしょうか?」

お母さまがよくカステラを送ってこられていたのは知っていました。カ

【胸水《きょうすい》】胸に水がたまってしまうこと。通常は二層の胸膜《きょうまく》のあいだに液体のうすい層があるだけだが、心不全、肝硬変《かんこうへん》、肺《はい》炎《えん》、がんなどが原因で、過剰《かじょう》に水がたまる。呼吸困難や胸痛などの症状《しょうじょう》がおこる。

ステラだったら昭雄《あきお》さんが食べられるかもしれないというお気持ちだったのでしょう。ご実家までは自動車で片道三時間かかります。昭雄さんの体力では相当な負担《ふたん》です。

わたしはさっそく担当医師に相談しました。そして、昭雄さんの思いを尊重することになりました。

当日は緊急時《きんきゅうじ》の想定もして準備をしていましたが、幸いなにごともなく、無事に帰宅され、わたしもほっとしました。

息子《むすこ》さんに伝えるべきこと

ゆう子さんには、気がかりなことがありました。息子《むすこ》さんに、昭雄さんの病気の深刻さを伝えていないことです。ゆう子さんは、手紙を書くことにもためらいがありました。手紙を受けとったときの息子さんの気持ちを思うと、書き進めることができなかったようです。

実は、昭雄さんも父親を若くして亡《な》くされていました。昭雄さんは、ご自身が**終末期**に移行していている現実を受けいれることで、精一杯《せいいっぱい》でした。そうした状況《じょうきょう》で、息子さんに冷静に伝えられないのは無理もないことです。

そんな昭雄さんの気持ちを察していましたので、わたしは昭雄さんに次のようにお話ししました。

「昭雄さん、息子さんにお手紙を書きませんか？

昭雄さんにとって、息子さんがいかにたいせつな存在で、感謝しているということなどをお書きになったらいかがですか。そして、病気と闘《たたか》ってきたけれど、残念ながら限界がきていることなどを、伝えていただけないでしょうか？」

そうお話しすると、昭雄さんの目は涙《なみだ》でいっぱいになりました。

しかし、お手紙は、書かれることなく時間が過ぎていきました。


【終末期】公的な定義はないが、一般的《いっぱんてき》には病気が治る可能性がなく、予想される余命が六か月以内ほどという意味。ターミナル期ともよばれる。

目標の七月を過ぎて

昭雄《あきお》さんの通院していた病院は、その年の七月に改装されました。「七月になったら、新しい病院に入院したい」。それは昭雄さんの生きる目標にもなっていました。その目標の七月を過ぎたころ、昭雄さんは呼吸が苦しくなり、入院することになりました。

入院後は、病室が家族三人の家のようになりました。息子さんも東京からひんぱんに来て、ベッドでいっしょに寝《ね》たりして、ゆったりとした家族の時間を過ごせたようです。昭雄さんはそれから数か月後、秋の草花の美しい季節に、病院で安心して**最期《さいご》**を迎《むか》えました。

【最期《さいご》】↓22ページ

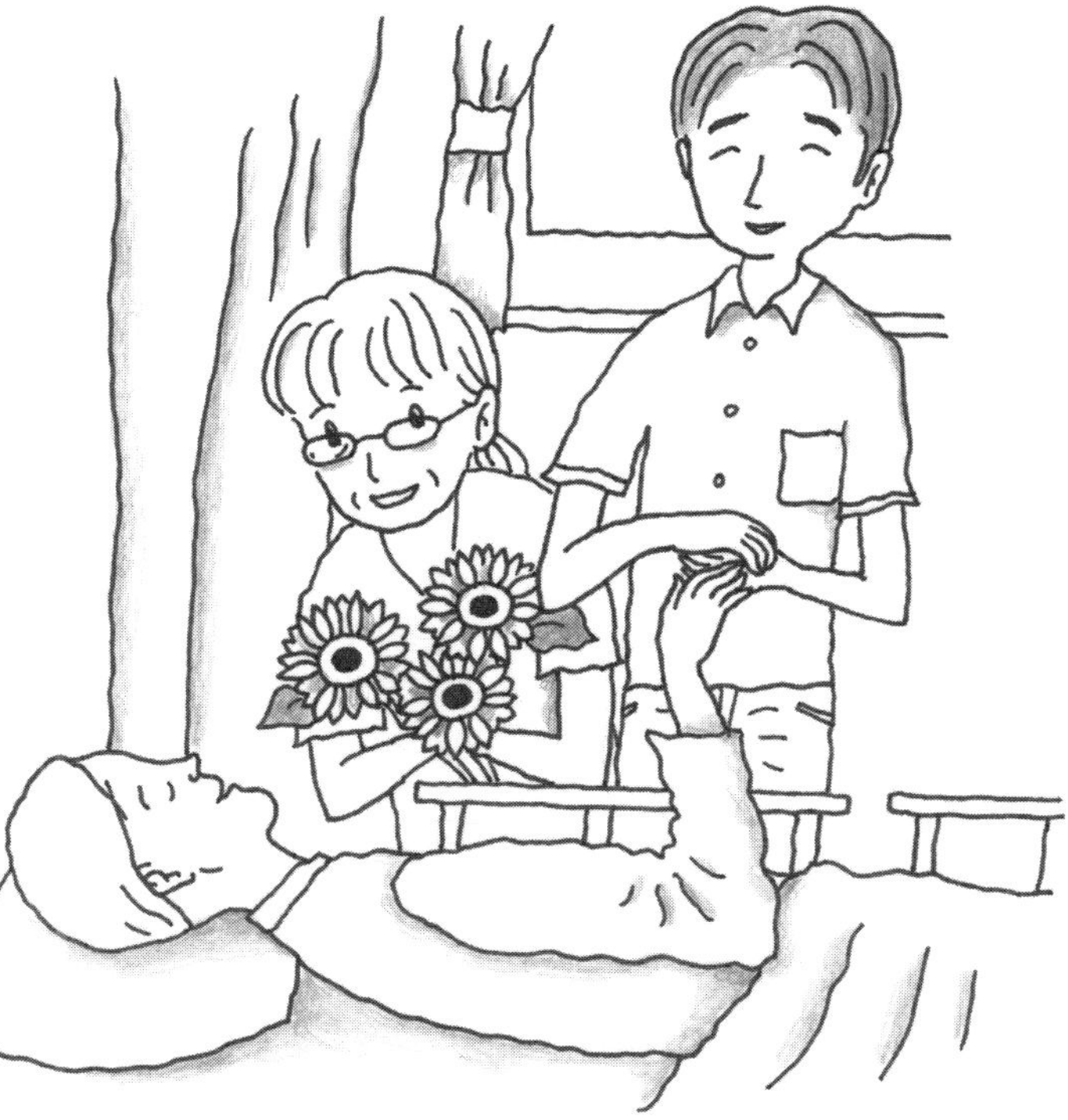

看取《みと》りを終えて

昭雄《あきお》さんに息子《むすこ》さんへ手紙を書くことを勧《すす》めたのは、ご家族への**グリーフケア**を考えてのことです。グリーフケアとは、たいせつな人を亡《な》くした人に対するサポートのことです。ゆう子さんはすぐに職場に復帰されたそうです。ゆっくりお話をうかがう機会はありませんでしたが、お二人とも、時間とともに悲しみを乗りこえていかれたことでしょう。

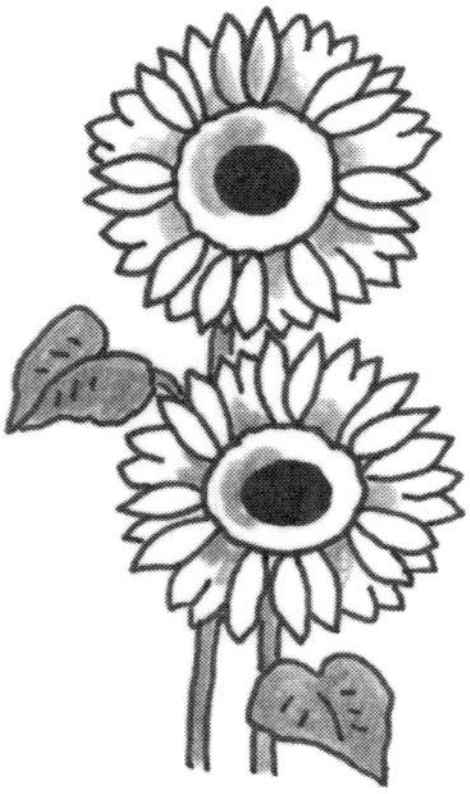

【グリーフケア】↓129ページ

訪問看護師の一日

訪問看護師の一日は、訪問看護ステーションでの朝のミーティングからはじまります。事業所の規模などによって多少の違《ちが》いはありますが、一日に訪問する「利用者さん」（訪問看護を利用されている方を、わたしたちはそうよびます）は平均で四～五人、訪問時間は利用者さんによって決まっています。

◇八時三十分――ユニフォームに着替《きが》えて出勤

訪問看護師のユニフォームは、ポロシャツと伸縮性《しんしゅくせい》のパンツ、そして運動靴《うんどうぐつ》です。外で作業しやすいことを最優先に考えた仕事着です。

◇ステーションで情報収集や関係者への連絡《れんらく》調整

訪問看護師が揃《そろ》い、打ちあわせです。前日の訪問内容や緊急《きんきゅう》対応、連絡事項《れんらくじこう》などの申《もう》し送りをします。二十四時間対応の訪問看護ステーションの場合、夜間電話対応もしますので、夜勤の当番看護師の報告を聞きます。全国の訪問看護ステーションの約八割は、二十四時間対応をしています。二十四時間対応の契約《けいやく》をした利用者が必要を感じたときに訪問看護ステーションに電話をし、電話を受けた看護師が状況《じょうきょう》を判断して必要となれば、夜間・早朝でも利用者の家に臨時に訪問します。夜間は当番看護師が出勤して電話の対応をおこないます。

対応が必要な利用者の方には、気になる状態を診療所《しんりょうじょ》の主治医やケアマネジャー（介《かい》護《ご》支援専門員）に報告します。すべての報告がすんだら、その日に訪問する方の情報を、それぞれの受けもちの看護師が再確認します。

◇九時―― いざ訪問！

訪問するときには、自動車をつかうことがほとんどです。

「おはようございます！」

最初の訪問先は、脳梗塞《のうこうそく》の後遺症《こういしょう》で退院後から訪問の依頼《いらい》があった方です。嚥下《えんげ》機能（ものを飲みこむ動作など）が少し低下しているほか、褥瘡《じょくそう》（長期間寝《ね》こんでいるときに生じる皮ふや皮下組織の傷害《しょうがい》。床《とこ》ずれともいう）による毎日の処置が必要です。

まずは、血圧と体温を測りながら、利用者の方の表情や反応を見ます。食事状態や食事の量、ご家族の介護状況や反応なども確認して、全体の状況から判断して、なにか問題がおきていないかを把握《はあく》します。痰《たん》が出てきた、肺音《はいおん》が低下して

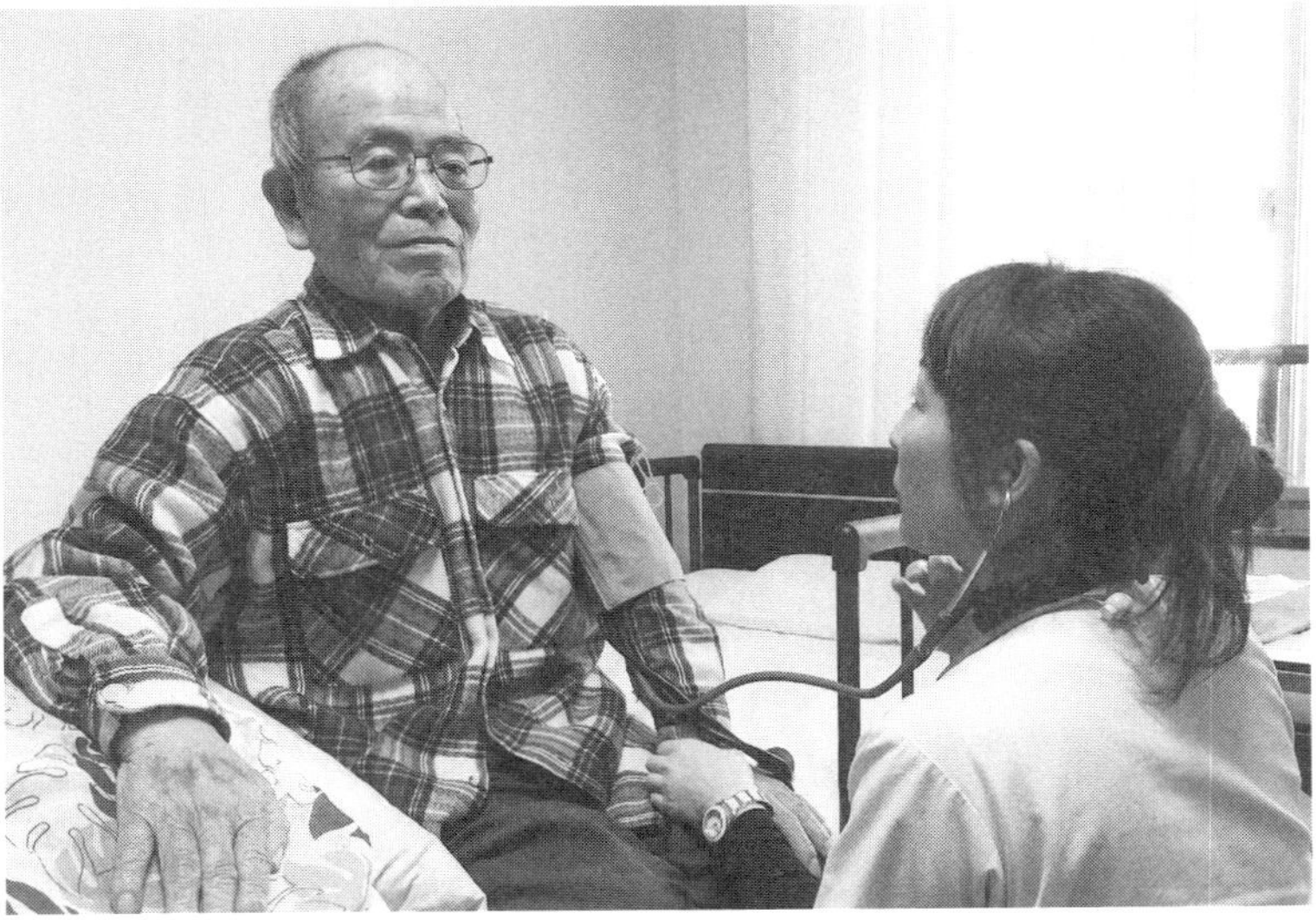

体温や血圧を測定して全身の状態をチェックする。

いる、むくみが出ているなどの症状《しょうじょう》が見られれば、診療所《しんりょうじょ》の主治医に報告します。

続いて、訪問看護の目的のひとつである褥瘡《じょくそう》の処置（観察・処置・改善方向の対応）をして、ご家族の対応ができているかどうかを確認します。さらに、おむつや寝衣《ねまき》の交換《こうかん》、体位変換《へんかん》などをおこないます。ご家族のたいへんさをねぎらい、無理がないか、このままの方法でよいかも見ていきます。

嚥下《えんげ》ケアでは、ゼリーや水分摂取《せっしゅ》の介《かい》助《じょ》をおこないます。必要な栄養量がとれているか、尿量《にょうりょう》・排便《はいべん》のようすなどとあ

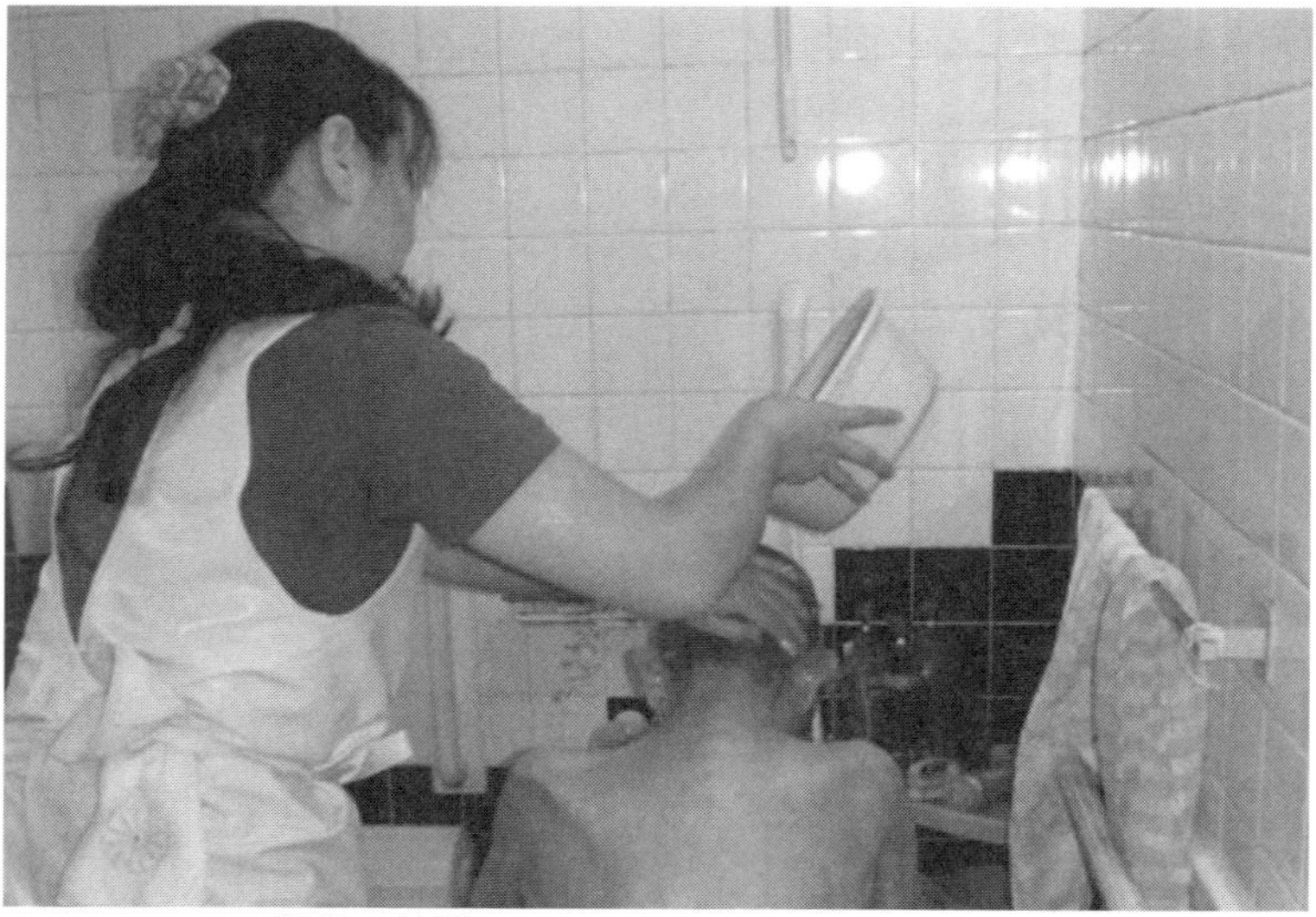

利用者の入浴を介助《かいじょ》。洗髪《せんぱつ》をていねいにおこなう。

わせて、問題点がないかを観察します。訪問時間はだいたい六十分ほどです。

次の訪問先は胃がんの末期状態の方です。重症《じゅうしょう》の慢性《まんせい》呼吸不全により在宅酸素療法中《りょうほうちゅう》（長期にわたって自宅で酸素吸入をする治療法《ちりょうほう》）です。

奥《おく》さんは日中仕事に出かけていて、利用者の方だけが自宅にいます。

今日は状態・食事・排便の状況《じょうきょう》の観察です。体の清潔ケア・着替《きが》えをおこないながら、利用者の方の話をうかがいます。排便が数日ないとのことで、対処の方法をいくつか説明し、診療所の主治医に報

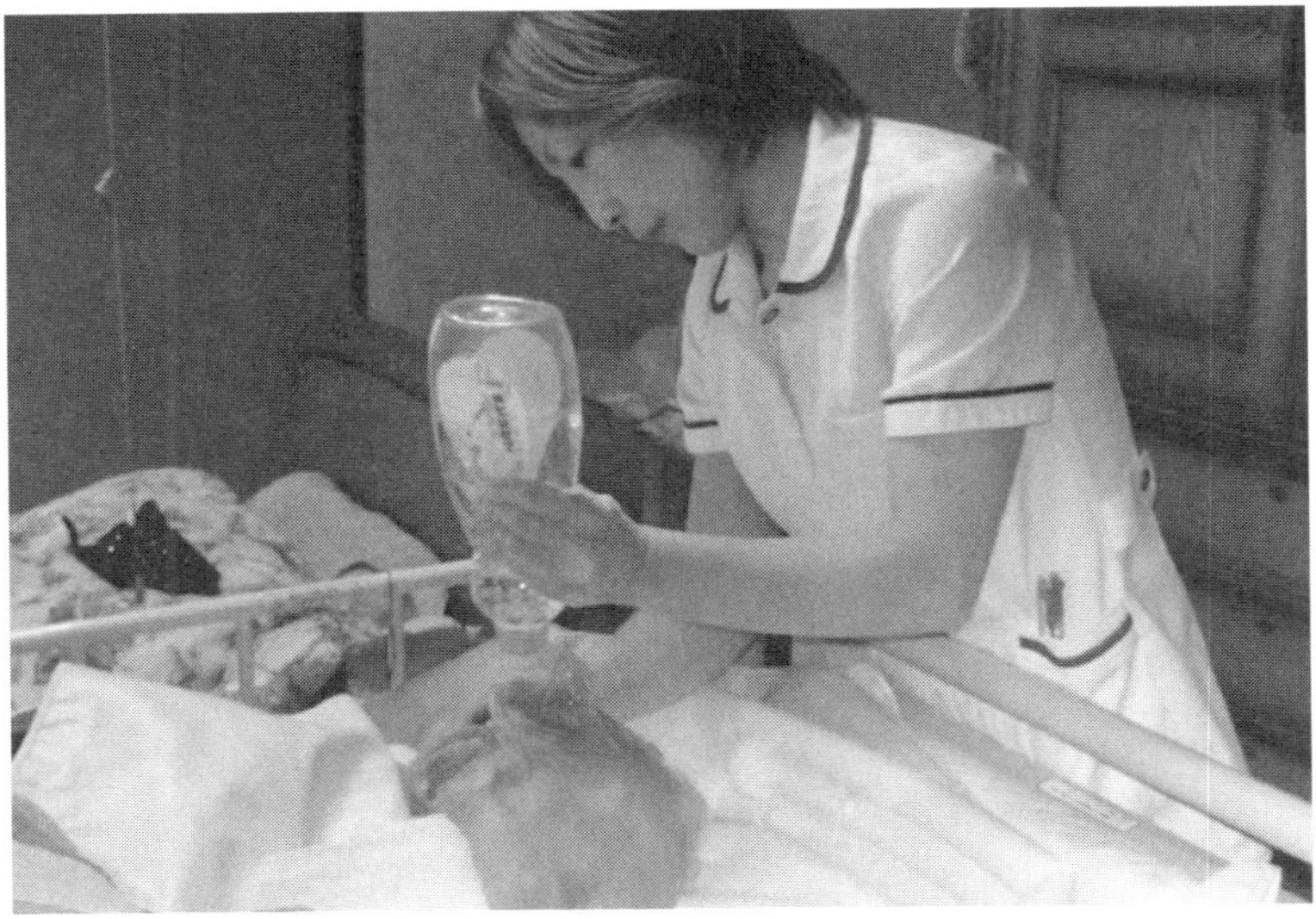

入浴がむずかしい場合は、ベッド上で洗髪をおこなう。

告し、指示をしていただくことを伝えます。主治医との連携《れんけい》を密にすることは、訪問看護において、とても大事なことです。

利用者の方から「外出したい！」との希望があり、ケアマネジャーに相談することにしました。訪問看護師は、必要とされる医療処置《いりょう》や療養上《りょうようじょう》のお世話をするだけでなく、精神面でのケアとサポートをすることもたいせつな仕事です。いろいろな相談に対応し、アドバイスをおこなうこともしばしばです。

ここでも六十分から九十分の訪問看護

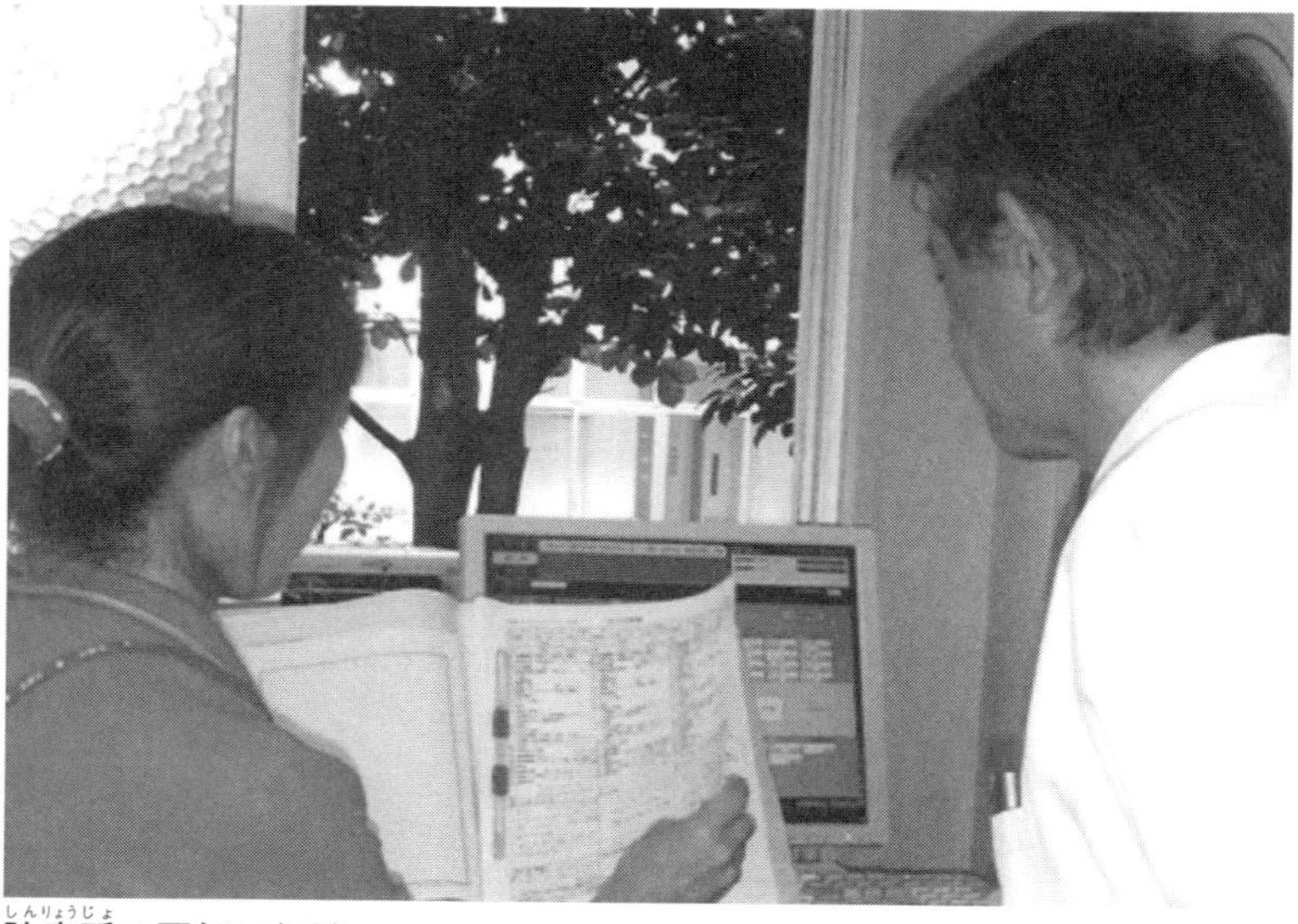

診療所《しんりょうじょ》の医師に相談。

をします。移動に時間がかかるので、午前中の訪問は二人で終わりです。

◇十二時――お昼の休憩《きゅうけい》

事業所に戻《もど》り、訪問中に入った連絡《れんらく》などを確認し、関係機関や他の事業所などへの電話をすませます。

昼食をとりながら、スタッフと午前中の情報の交換《こうかん》をします。

◇十二時四十五分――ミーティング

前日の午後からその日の午前中に訪問した方たちの状況《じょうきょう》を報告しあい、対処方法について全員で意見交換をします。どのような利用者にどのような看護をおこなうか、それぞれの看護師の看護観もわかります。ここでの意見交換は、事業所の看護方針を表すものとなるので、たいせつな時間になります。ここで問題ありと感じた事項《じこう》については、ケアマネジャーや診療所の医師に相談します。

◇十三時三十分――午後の訪問にスタート

午後も二件の訪問です。一人は人工呼吸器を装着の方。もう一人はがん末期の方です。訪問看護の内容は、医師の指示による医療《いりょう》処置、血圧や体温などを測るバイタルチェック、医療機器のチェックといった医療的なケアのほか、入浴介助《かいじょ》や排便《はいべん》コントロール、リハビリテーションのお手伝いなど、本当に多岐《たき》にわたっています。利用者の方一人ひとりがなにを望んでいるのかを常に考えて、対処していきます。

◇十六時――利用者のご自宅で担当者会議

利用者の方には、それぞれ支

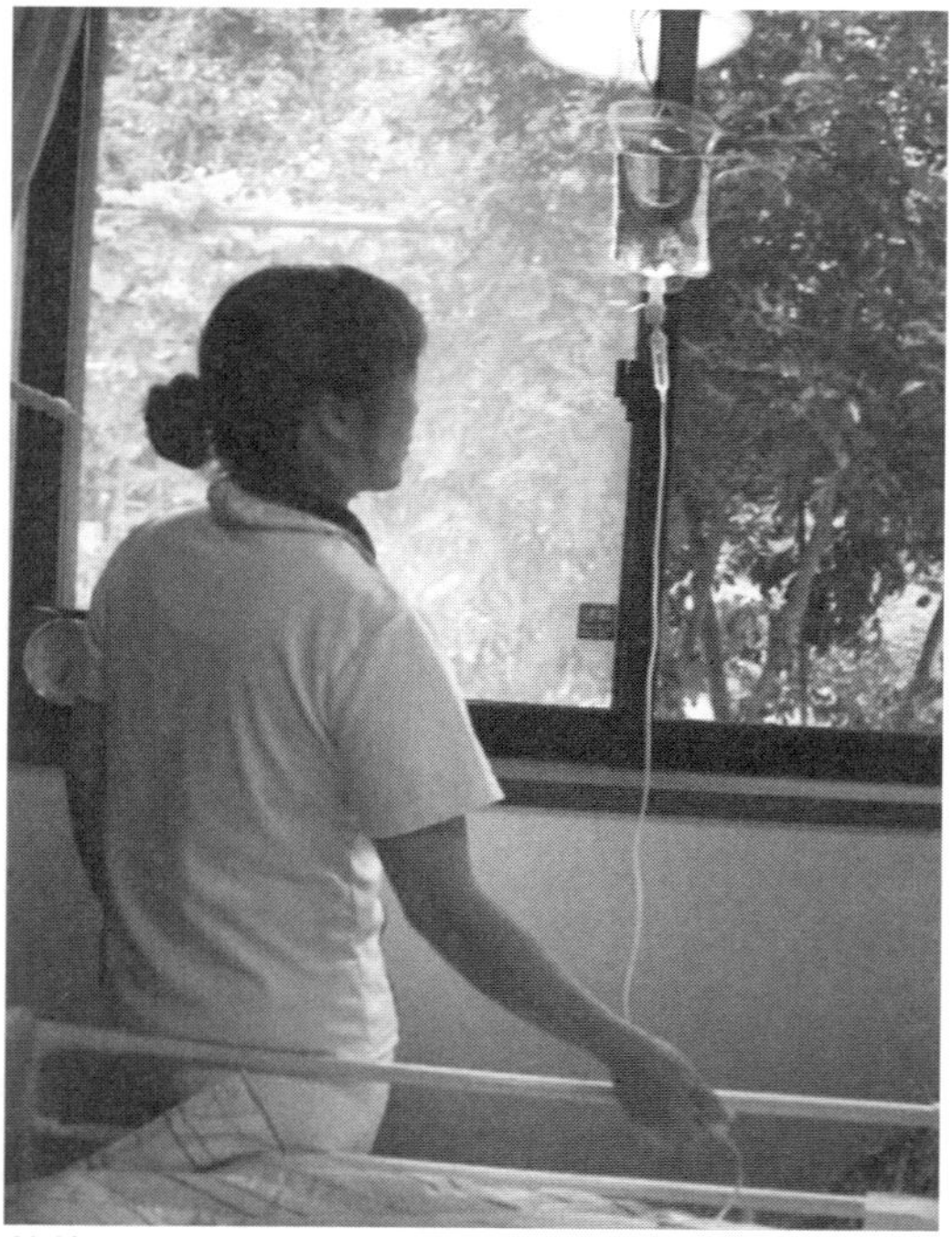

点滴《てんてき》をおこなう。

援する担当者がついています。今日は、Ａさん担当のケアマネジャーから召集《しょうしゅう》がかかり、Ａさんの自宅で担当者会議がおこなわれます。会議には利用者ご本人、そのご家族、支援をおこなっている各担当者（訪問看護師、ホームヘルパー、デイサービスおよびデイケア担当者、訪問リハビリ担当者など）が参加し、ケアマネジャーを中心に新たな問題に対する支援の方法（ケアプラン）が検討されます。今回は、介護保険の更新《こうしん》にあたり、サービスの内容を検討するというものです。

担当者会議は利用者の方の自宅でおこなわれることが多く、主治医は診療《しんりょう》もあるので

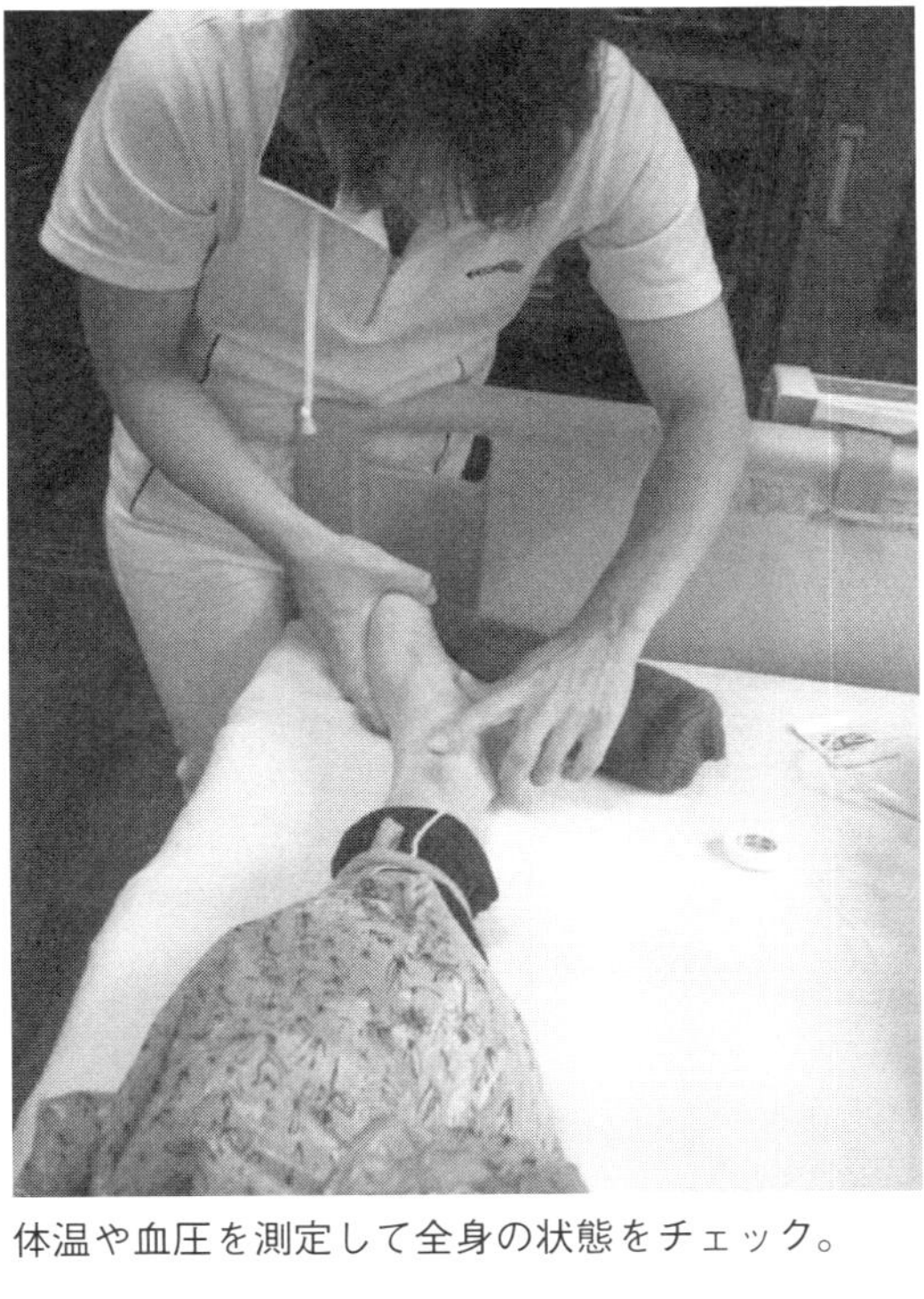

体温や血圧を測定して全身の状態をチェック。

あまり参加できません。そのため、今後のケアプランの確認が必要なときなどは、主治医の訪問診療《しんりょう》がある日や、主治医の診療所の昼休みの時間にお邪《じゃ》魔《ま》しておこなうなどの工夫《くふう》をします。

◇十六時四十五分――事業所に戻《もど》る

事業所に戻《もど》って管理者（ステーションの運営・管理をおこなう役割の人。保健師か看護師の資格をもつ）や、ほかのスタッフにその日の報告をします。夜間の緊急《きんきゅう》電話担当看護師にも利用者の状態を報告しておきます。

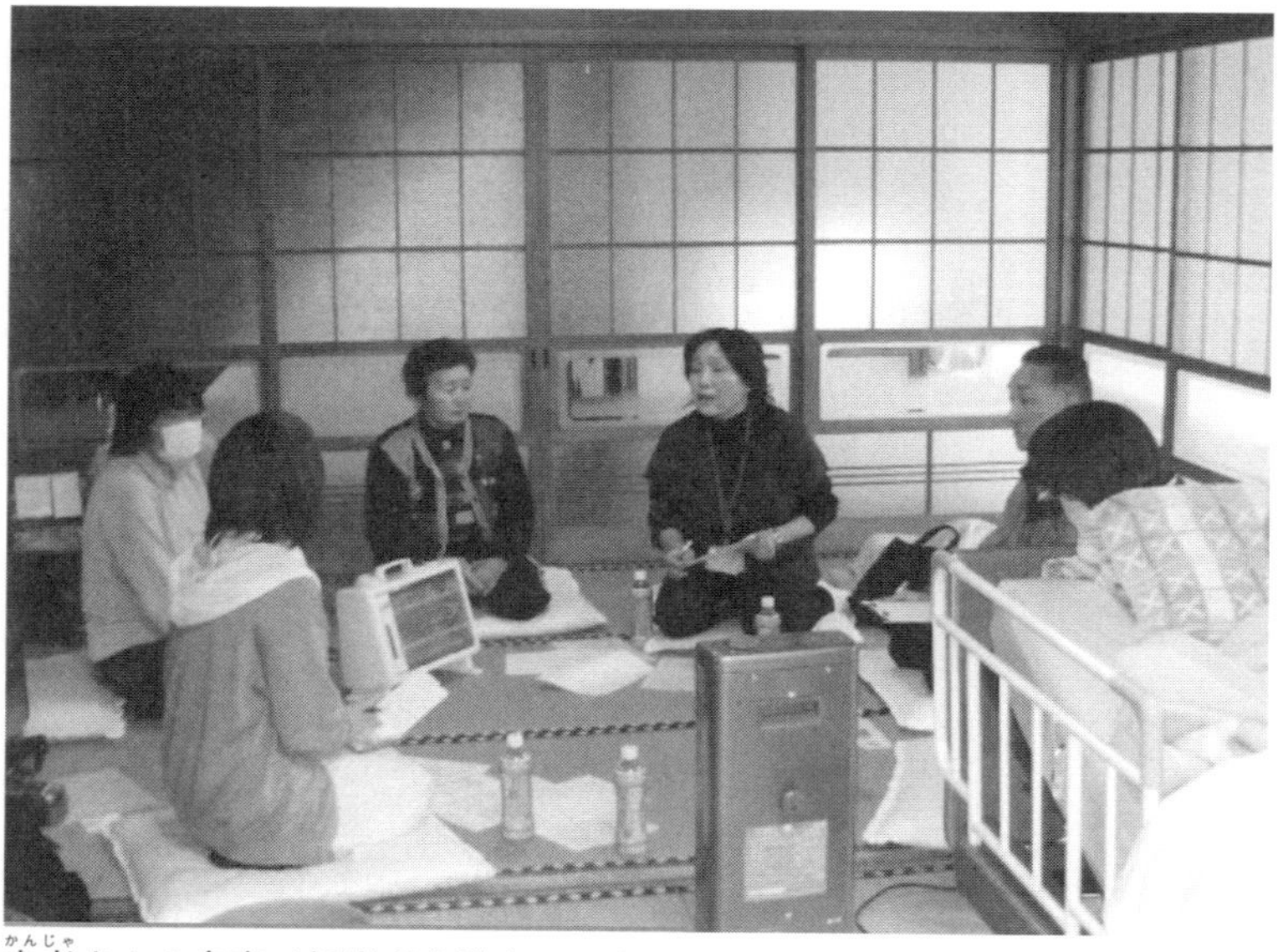

患者《かんじゃ》さんの自宅で担当者会議をおこなう。

◇十七時三十分――帰宅（当番のときは待機）

一日の仕事を終えて、帰宅します。当番制で、夜間の緊急電話担当看護師のときは自宅で待機。そのときは、お風呂《ふろ》に入るときも寝《ね》るときも、携帯《けいたい》電話を肌身《はだみ》はなさずもっています。利用者の方になにかあれば、夜間でも電話で対応し、必要があれば自宅を訪問します。

※写真は訪問看護の一例です。本文と一致《いっち》していません。

五 職員の方々に見守られて

脱走《だっそう》の常習犯あきらさん

あきらさんは六十歳《さい》です。しかし、あきらさんの知的レベルは六歳くらいで、**知的障がい者施設《しせつ》**があきらさんの住まいでした。あきらさんのがんの症状《しょうじょう》は、すでに**末期**になっていました。

以前からあきらさんは、施設を脱走《だっそう》してしまい、職員さんたちがさがしまわることがたびたびありました。そんなことから、入院中は常に職員があきらさんにつきそっていました。

緊急《きんきゅう》の治療《ちりょう》が終わり、体調が落ち着いたので、施設長は、あきらさんに住みなれた施設で療養《りょうよう》させてあげたいと考えていました。しかし、施設の職員さんたちは、がん末期の方の介護《かいご》経験はありませんでした。そのため

【知的障がい者施設《しせつ》】厚《こう》生施設《せいしせつ》と授産《じゅさん》施設の二種類ある。前者は、日常に必要な食事・入浴《にゅうよく》・着替《きが》えなどの支援をおこない、後者は就職が困難な人に日常生活の支援をするとともに授産活動（仕事）をおこなう。どちらも二十四時間、施設で生活をおこなう入所施設と、地域での生活を続けながら通う通所施設がある。

【末期】がんは、進行具合によって「初期がん」「早期がん」「進行がん」「末期がん」の四つにわけられる。臓器や進行具合によって総合的に判断

施設では数回にわたり、あきらさんの施設での介護のことについて、介護関係者をふくめて話しあいがもたれました。毎回、真剣《しんけん》な熱の入った会議でした。

その結果、**訪問看護**を利用しながら、あきらさんのお世話をすることに決まりました。

口から食事をとるということ

わたしは、はじめてあきらさんの施設を訪問した際、訪問看護師と施設の職員さんたちとの今後のかかわりあいについてお話をしました。

退院当初は、あきらさんは口から食事をとることができなかったので、**高カロリー輸液療法《ゆえきりょうほう》**で栄養を補っていました。高カロリー輸液療法は、濃《のう》度《ど》の高い輸液を、**点滴《てんてき》**によって**中心静脈《じょうみゃく》**から体に入れ、一日に必要なカロ

される「ステージ」とよばれるものとはことなる分類方法。末期がんは、体じゅうにがんが転移した状態で、手術も不可能で、病院では治療《ちりょう》できない。完治する可能性は限りなくゼロに近くなり、治療方針も、がんを治すためのものではなく、延命するためのものにきりかえられる。

【訪問看護】↓14ページ

【高カロリー輸液療法《ゆえきりょうほう》】病気が原因で口から食べられない場合の栄養補給の方法には、血管から補給する方法と、胃にチューブを入れてそのチューブ

リーを補給する方法です。

あきらさんの点滴《てんてき》は、一回に十二時間かかり、体調によっては何回かおこなう必要がありました。あきらさんはその間《かん》は、自由に動くことができません。

幸いなことに、その後、あきらさんは少しずつ、おかゆのような食事が食べられるようになっていきました。そして点滴にたよらなくても、十分に栄養がとれるまでになったのです。

ところが、施設《しせつ》側からは、点滴を継続《けいぞく》してほしいという要望が出されたのです。その理由は、点滴により行動が制限されるため、静かに過ごすことができるということ。また、拘束《こうそく》されていることで、かえってあきらさん自身に病気の自覚をもってもらえるのではないかということでした。

その思いもわかります。しかし、命が限られている方にとってなにが大事でしょう。それは、可能なかぎり自分らしく自由に行動することだと、

に栄養剤《えいようざい》を入れる方法がある。高カロリー（濃度《のうど》）輸液の場合は前者にあたり、太い血管に針をさして一日に十分な栄養を補給する。たいへんよい治療法《ちりょうほう》だが、長く続けられるというものではなく、自宅での管理がむずかしいのが難点。

【点滴《てんてき》】→33ページ

【中心静脈《じょうみゃく》】血管には動脈と静脈《じょうみゃく》がある。動脈は心臓から血液を全身へ運ぶための血管。静脈は全身の血液を心臓に戻《もど》すための血管。通常の点滴《てんてき》は腕《うで》の静脈などからするが、十分なエネルギーを

わたしは考えていましたので、点滴をせずに過ごす方法を施設の方と話しあいました。

人は口から食べられる量だけ、消化・排泄《はいせつ》が可能となります。点滴により過剰《かじょう》な栄養が入ると、かえって**腹水**《ふくすい》や**胸水**《きょうすい》がたまり、全身がむくんでしまい、体がつらくなります。また、患者《かんじゃ》さんによっては、嚥下《えんげ》機能（ものを飲みこむ動作など）が衰《おとろ》えてしまい、痰《たん》が出やすくなり、その痰がからんで、**呼吸困難**になることもあります。

わたしは、職員さんたちに理解していただこうと、できるかぎりの説明をしました。すると、職員さんたちも、わたしの説明をよく理解してくださいました。

補給することができない。そこで細いカテーテル（管）を心臓近くの太い静脈に挿入《そうにゅう》し、このカテーテルから点滴をすることを「中心静脈栄養法」という。

【腹水《ふくすい》】腹腔《ふくこう》に通常よりたくさんたまった水、または水がたくさんつまった状態のこと。

【胸水《きょうすい》】→81ページ

【呼吸困難】呼吸がしづらい・息《いき》がつまる感じ・空気をすいこめない感じなど自覚的な症状《しょうじょう》をさす。

安心して、ずっとここにいていいんだよ

あきらさんの状態がいいときには、職員さんたちといっしょにボール遊びをしたりして、自然に過ごしていました。ときには、あきらさんが大好きな温泉に行ったり、その帰り道では、焼きそばやラーメンを食べたりと、あきらさんの喜ぶ顔に、職員さんたちも、元気をもらっているようでした。

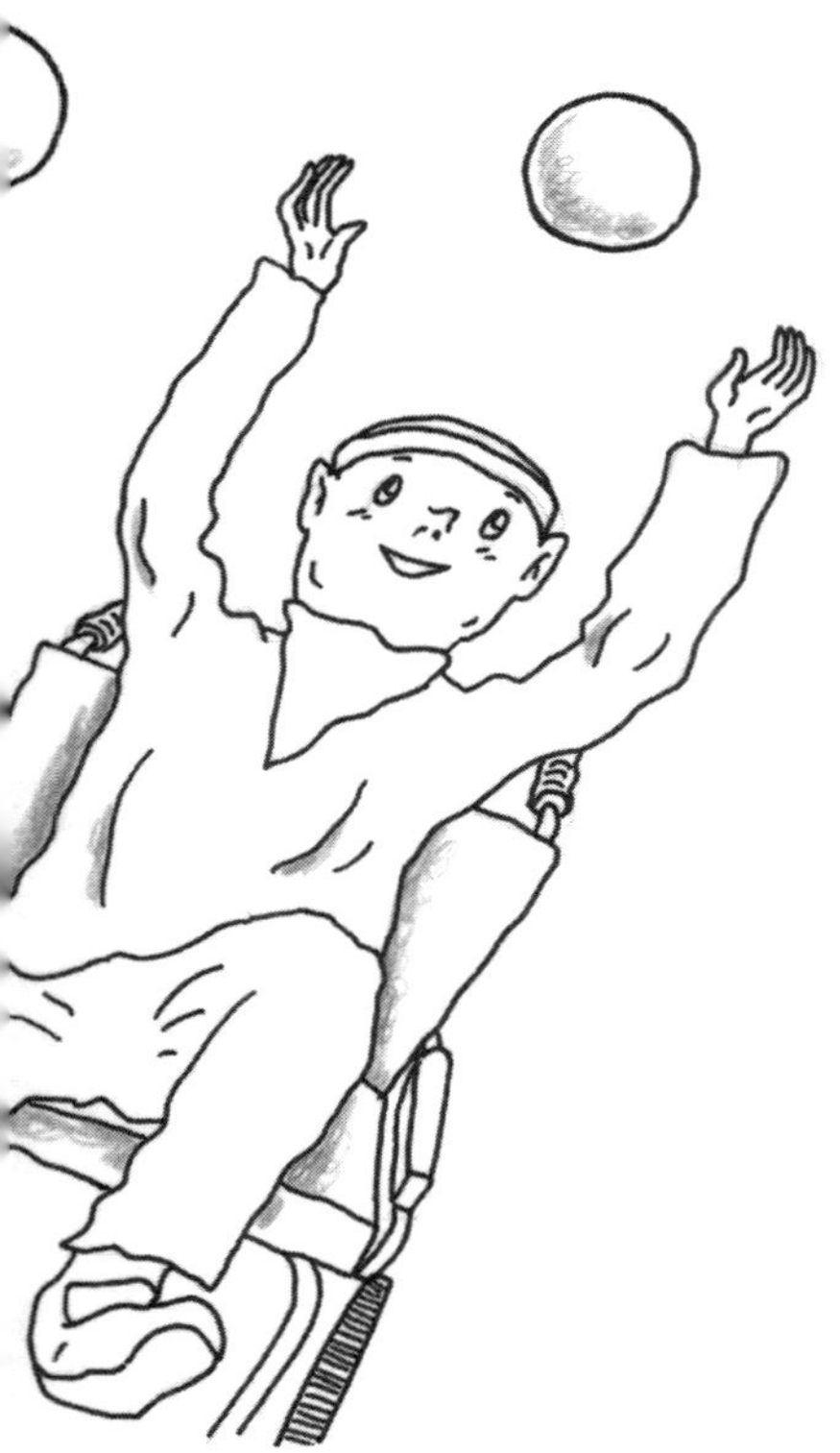

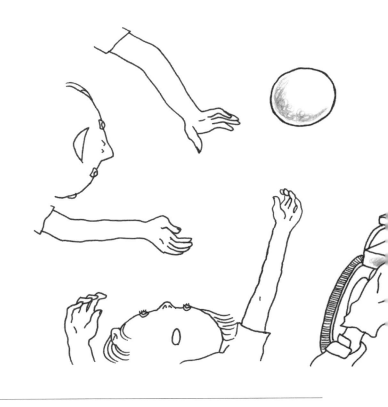

しかし、やがて、あきらさんは痛みのためでしょうか、うずくまることが多くなりました。それでも、あきらさんは、痛いと言いませんでした。もしかすると、本能的に入院をおそれていたのかもしれません。

わたしは、**鎮痛剤**《ちんつうざい》を定時に**内服**していただくことを勧《すす》めました。そして、職員のみなさんには「あきらさん、安心して、ずっとここにいていいんだよ」と、くりかえし伝えていただきました。

するとその後、あきらさんは、うずくまることがなくなったのです。

もう、死んじゃうのかなぁ

あきらさんの**最期**《さいご》が近くなってきました。

わたしは最期を迎《むか》えるまでの症状《しょうじょう》の変化や、それに合わせた対応について、職員のみなさんに説明しました。

【鎮痛剤《ちんつうざい》】↓41ページ
【内服】↓76ページ
【最期《さいご》】↓22ページ

みなさんは、看取《みと》りについて、頭で理解はしていても、相当不安な思いを抱《いだ》いているようすでした。

あきらさんが動けなくなってから、ほかの入所者が部屋にきてくれることもありました。

「早くよくなってね！」と書かれた短冊《たんざく》が部屋にかけてありました。

仲のよい仲間が部屋にきたときには、

「もう、死んじゃうのかなぁ……」

と、あきらさんは涙《なみだ》を流すこともあったそうです。

いよいよ最期のときがきました。少し元気なころのあきらさんは、Ｇ《ジー》パンとＴ《ティー》シャツ姿で、**石原裕次郎**《いしはらゆうじろう》の歌を聞きながら、ソファーに腰《こし》かけて過ごしていました。そのころの思い出を語りあいながら、みなさんは、あきらさんの旅立ちの用意をしました。もちろん、あきらさんはＧパンとＴシャツ姿です。

【石原裕次郎《いしはらゆうじろう》】日本の俳優・歌手。一九五六年日活《にっかつ》映画『太陽の季節』で映画に初出演以来、若者たちのあいだで人気スターとなり、新しい時代のヒーローとしての地位を確立した。

看取《みと》りを終えて

あきらさんが亡《な》くなったあとで、わたしの提案から、職員のみなさんとお話しする機会がありました。そこでは、みなさんから、あきらさんに、こんなことをしましたとか、こんなこともしてあげたかったとか、さまざまなお話をうかがいました。

施設《しせつ》で以前お亡くなりになった方を思いだして、「あきらさんのようにしてあげたかった」という職員の方もいました。ある職員の方は、家で看《み》取《と》れなかったご家族への思いを重ねられていました。

あきらさんは幸せな最期《さいご》でした。わたしはみなさんのお話から、しみじみとそう感じました。わたしは、みなさんのやさしい思いに触《ふ》れることができて、涙《なみだ》をかくせませんでした。

終末期の医療《いりょう》・看護をおこなう施設《しせつ》

　終末期を自宅で過ごしたくても、実現がむずかしい人もたくさんいます。事情はさまざまですが、病院や介護《かいご》施設《しせつ》などで亡《な》くなる方が増えつづけ、二〇一三年では在宅死は十二・八％にとどまっています。

　終末期の医療《いりょう》および看護（ターミナルケア）をおこなう病院施設としては、おもに末期のがん患者《かんじゃ》さんを対象とした「緩和《かんわ》ケア病床《びょうしょう》」や「ホスピス病床」、慢性期《まんせいき》の患者さん（高齢者《こうれいしゃ》や難病など長期の入院が必要な方）を対象にした「療養《りょうよう》病床」があります。

　高齢者の場合、介護保険法にもとづいて介護保険が適用される介護サービスとして老人介護施設があります。「介護老人福祉《ふくし》施設（特別養護老人ホーム）」、「介護老人保健施設」、地域密着型サービスとして認知症《にんちしょう》対応型共同生活介護が提供される「グループホーム」など、さまざまな終末期ケアが提供されるようになりました。

　知的障《しょう》がい者および精神障がい者を対象にした施設としては、共同生活援助（グループホーム）と共同生活介護《かいご》（ケアホーム）の二種類があります。グループホームには、世話人が配置され、家事支援、日常生活の相談などがおこなわれます。ケアホームでは、世話人のほかに生活支援員が配置され、食事や入浴《にゅうよく》、排泄《はいせつ》などの介助も加わります。

◎緩和《かんわ》ケア病床《びょうしょう》（ホスピス病床）

がん患者《かんじゃ》をおもな対象とし、治癒《ちゆ》のための積極的な治療《ちりょう》がむずかしくなったとき、体と心の苦痛をとりのぞき、おだやかに療養《りょうよう》することを目的とした治療とケアをおこなう病床《びょうしょう》です。「ホスピス」も同じような意味で用いられていますが、「緩和《かんわ》ケア」のほうが、終末期に限らない症状《しょうじょう》のコントロールをより強く意識した言葉としてとらえられる場合があります。（→一二五ページ参照）

◎療養病床《りょうようびょうしょう》

一般《いっぱん》病床は、入院期間も短期で、手術や全身管理などが必要な状況《じょうきょう》のため、濃密《のうみつ》な治療と看護が必要な患者さんのための病床です。

それに対して療養病床は、急性期を過ぎて病状は比較的《ひかくてき》安定しているものの、治癒困難な状態が続いていて、さらに治療・加療が必要な状態の患者さんのための病床です。患者さんには高齢者《こうれいしゃ》が多く、入院期間が長期におよぶこともあります。

◎介護《かいご》老人福祉《ふくし》施設《しせつ》（特別養護老人ホーム）

社会福祉《ふくし》法人や地方自治体が運営する公的な施設《しせつ》です。六十五歳《さい》以上または四十歳以上で介護保険が該当《がいとう》する病気で「要介護一～五（日常生活の基本動作について、自分でおこなうことが困難であり、なんらかの介護を要する状態。数字が大きいほど介護の度合いが高くなる）」の認定《にんてい》を受け、常に介護が必要で自宅での介護が困難な患者さんを対象にしています。比較的重度の方や、緊急性《きんきゅうせい》の高い方の入居が優先されます。

ニーズの増加により施設数は増えつづけ、二〇〇九年度末で日本全国では六三九五施設、入所定員数は約四十四万人となりました。入所者の半数以上が八十五歳以上であり、

「要介護四」が三十二・五％、「要介護五《ようかいご》」が三十五・三％と介護ニーズが高いことが特徴《とくちょう》になっています。

また、九十八％以上の施設《しせつ》では医療《いりょう》処置を必要とする人が入居しています。そこで、入居期間の延長とともに、なんらかの医療処置を必要としながら施設で亡《な》くなる高齢者《こうれいしゃ》が増えました。

◎介護《かいご》老人保健施設《しせつ》

医療法人や社会福祉《ふくし》法人などが運営する公的な介護施設で、介護保険が適用される人「要介護一〜五」が対象です。病状が安定していて、入院治療《ちりょう》する必要はありませんが、医師による医学的管理のもと、看護・介護といったケアはもとより、リハビリテーションや日常のサービスをあわせておこないます。一九八六年の老人保健法などの一部を改正する法律により創設され、家庭復帰を目的とした施設です。ほとんどの場合、入所期間が三か月となっています。

しかし病院での入院期間の短縮化にともない、退院後に在宅療養《りょうよう》が困難な高齢者の受けいれ先としての入所が増加している一方、家庭復帰率が減り、施設で終末期を迎《むか》える入所者が増えています。入所者の要介護度は、特別養護老人ホームより軽度な高齢者が多い傾向《けいこう》にあります。

◎グループホーム

認知症《にんちしょう》の症状《しょうじょう》などをもち、病気や障《しょう》がいで生活に困難を抱《かか》えた高齢者が、専門スタッフの援助を受けながら一ユニット（五～九人）で共同生活する介護福祉施設です。できるだけ家庭に近い環境で、入居者の能力に応じ、それぞれが料理や掃除《そうじ》などの役割をもちながら、自立した共同生活を送ります。ゆるやかにではありますが、その数は増えています。

◎介護《かいご》療養型《りょうようがた》医療《いりょう》施設《しせつ》（療養病床《びょうしょう》）

長期の介護《かいご》・医療《いりょう》のケアを必要とする人のための介護保険施設《しせつ》です。その名がしめすとおり、医療施設ですから、看護師や医師、介護福祉士《ふくしし》、管理栄養士などの専門スタッフによって医療・介護が提供され、それぞれに特化したサービスを受けることができます。医療保険が適用される「医療療養病床《りょうようびょうしょう》」と、介護保険が適用される「介護療養病床」（介護型）があります。

入居一時金はかかりませんが、家賃・食費・光熱費、その他日常生活にかかる雑費などが必要となります。特別養護老人ホームや介護老人保健施設とくらべ、医療費の負担が大きいのが特徴《とくちょう》です。

介護療養型医療施設は、病院に併設《へいせつ》されていることも多く、設備は通常の入院病床に近い環境です。

◎ケアハウス

ケアハウスは、社会福祉法人や地方自治体、民間事業者などによって運営される福祉施設です。「一般《いっぱん》（自立）型《がた》」ではおもに自立した独立生活に対する不安のある高齢者《こうれいしゃ》を、「介護（特定施設）型」では、おもに軽度から重度の要介護《ようかいご》状態の高齢者を受けいれています。ケアハウスは、別名「軽費老人ホーム」とも言います。身寄りがない、または家庭環境や経済状況《じょうきょう》などの理由により家族との同居が困難な高齢者が、自治体の助成を受けて、有料老人ホームよりも比較的《ひかくてき》安い費用で利用できる施設です。

◎有料老人ホーム

おもに民間の企業によって運営されていて、介護付・住宅型・健康型の三種類のタイプがあります。対象となる人はホームによって異なりますが、自立の人から、要支援、要介護の人まで入居することができます。

第二章

終末とはじまり

終末期と終末期医療《いりょう》

第一章は「なごやかな終末」と題して、わたしが終末にかかわった五名の方とその家族や介護《かいご》にあたった方たちのようすをノンフィクションとして紹介《しょうかい》しました。第二章では、「終末とはじまり」と題して、「終末期医療《いりょう》」と「在宅医療」、そして「グリーフケア」に関する情報を紹介します。

終末期とは、治療《ちりょう》によっても回復が見込めず、死が避《さ》けられなくなった時期のことを言います。

「終末期とは病状が不可逆的《ふかぎゃくてき》かつ進行性で、その時代に可能な限りの治療によっても病状の好転や進行の阻止《そし》が期待できなくなり、近い将来の死が不可避《ふかひ》となった状態」と、社団法人日本老年医学会《にほんろうねんいがくかい》の「立場表明二〇一二」では定義しています。

終末期医療は、この時期を、痛みや呼吸困難などのコントロールをはじめとする緩和《かんわ》医療とケアが過不足なく実施《じっし》され、その人らしく過ごすための医療です。

医療《いりょう》の主人公は患者《かんじゃ》さん本人

体に負担の大きい内視鏡《ないしきょう》検査や胃ろう造設（内視鏡をつかっておなかから胃に通じる小さなあなをあけ、ここにカテーテルを通して胃に直接栄養を入れるための「小さな口」をつくること）、開腹手術や人工呼吸管理などをするかしないかなど医療の実際の場面では、判断を迫《せま》られることが次々出てきます。終末期医療およびケアのあり方、方針決定の手続きとしては、次のようなことが言われています。

○患者の意思が確認できる場合

①十分な情報と説明を受けたうえでの患者《かんじゃ》本人の意思決定を基本とし、多専門職種の医療従事者から構成される医療・ケアチームとしておこなう。

②医療従事者と患者の十分な話しあいのうえで、患者が意思決定し、合意内容を文書に残す（医療者のおしつけにならないよう配慮《はいりょ》して）。

③患者が拒《こば》まないかぎり家族にも患者の意思を知らせることが望ましい。

○患者の意思が確認できない場合

①家族が患者の意思を推定できる場合には、その推定意思を尊重し、患者にとっての最善の治療《ちりょう》方針をとることを基本とする。

②家族が患者《かんじゃ》の意思を推定できない場合には、患者にとってなにが最善であるかについて家族と十分に話しあい、患者にとって最善の治療方針をとることを基本とする。

○医療《いりょう》・ケアチーム、患者《かんじゃ》と医療従事者、家族のなかなどで合意が得られない場合は、例外的に複数の専門家からなる委員会を別途《べっと》設置して、合意形成をめざす。

（厚生労働省「終末期医療の決定プロセスに関するガイドライン」二〇〇七年五月）

なお、社団法人日本老年《にほんろうねん》医学会《いがくかい》の「立場表明二〇一二」では、

「いかなる要介護《ようかいご》状態や認知症《にんちしょう》であっても、高齢者《こうれいしゃ》には、本人にとって『最善の医療《いりょう》およびケア』を受ける権利がある。（中略）したがって、胃ろう造設をふくむ経管栄養《けいかんえいよう》や、気管切開《せっかい》、人口呼吸器装着などの適応は、慎重《しんちょう》に検討されるべきである。すなわち、何らかの治療が、患者本人の尊厳を損《そこ》なったり苦痛を増大させたりする可能性があるとき

には、治療の差《さ》し控《ひか》えや治療からの撤退《てったい》も選択肢《せんたくし》として考慮《こうりょ》する必要がある」としています。経管栄養とは、鼻や腹部の皮ふなどから直接胃にチューブを入れて栄養補給をおこなう方法です。施設《しせつ》に受けいれる条件として、胃ろう造設を求める例もあるとのことですが、「本人の意思なしの胃ろう造設は、欧米なら虐待《ぎゃくたい》とされる」との報告もあります。急変して本人の意思が伝えられないことを避《さ》けるため、一般財団法人日本尊厳死協会《にほんそんげんしきょうかい》（東京都文京区）の「尊厳死の宣言書」のカードを常に身につけている人もいます。

人が亡《な》くなってゆく自然経過

人の亡《な》くなり方は、おもに三つの経過をたどるとして、二〇〇三年に、医師であり研究者でもあるリン・J《ジェイ》によって提示された「終末期の三つの軌道《きどう》」が医療《いりょう》の現場でも支持され、参考にされています。医療者だけでなく家族も、患者にとって最善の医療を考えていく際に参考にできるのではないでしょうか。

■終末期の三つの軌道《きどう》

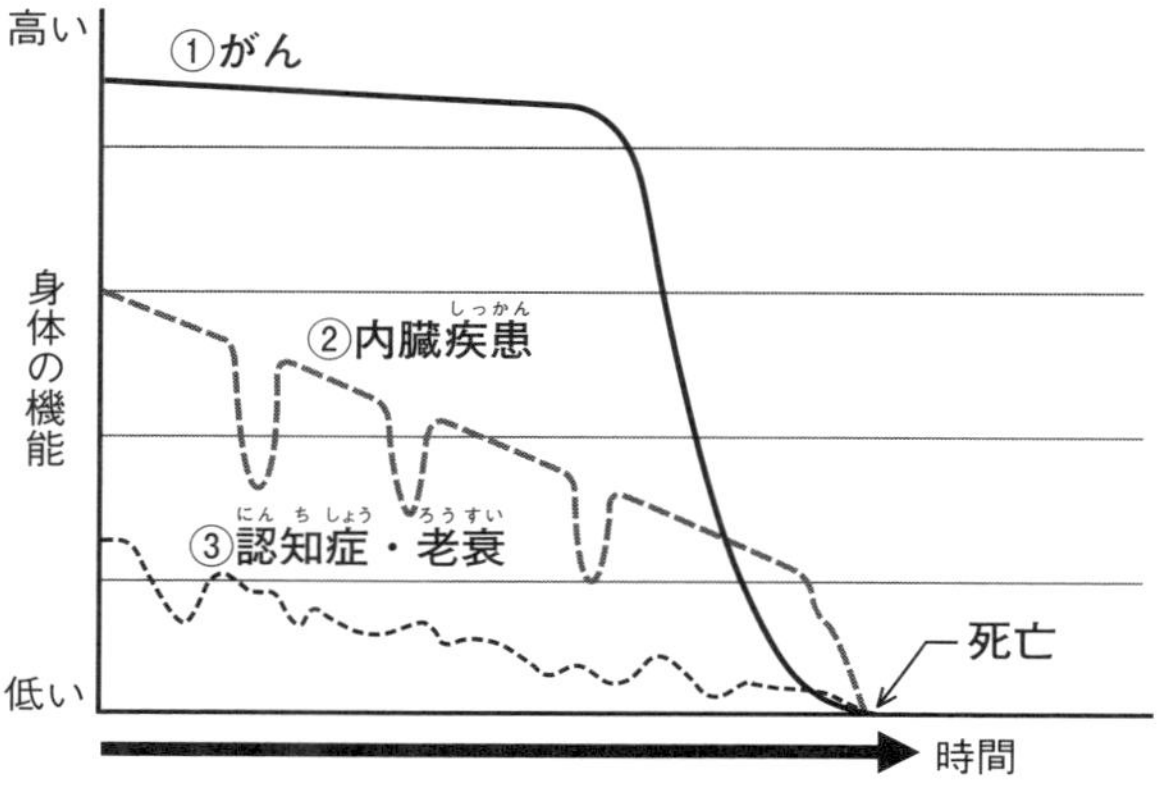

出典）Lynn J. Serving patients who may die soon and their families. JAMA 285(7), 2001

①がん：比較的《ひかくてき》長い間機能は保たれ、最後の二か月くらいで急速に機能が低下する経過

②内蔵疾患《ないぞうしっかん》：急性憎悪《ぞうお》（急激な症状《しょうじょう》の悪化）をくりかえしながら、徐々《じょじょ》に機能が低下し、最後は比較的《ひかくてき》急な経過

③認知症《にんちしょう》・老衰《ろうすい》：機能が低下した状態が長く続き、ゆっくりと徐々にさらに機能が低下していく経過

グラフの線の「負の傾《かたむ》き」は機能の低下をしめし、②のグラフのくぼみは、感染症《かんせんしょう》や脱水などの急性合併症《きゅうせいがっぺいしょう》、転倒《てんとう》、骨折などの事故、脳梗塞《のうこうそく》など原疾患《げんしっかん》の再発、心不全《しんふぜん》や糖尿病《とうにょうびょう》といった合併症の急性憎悪などが該当《がいとう》します。

亡《な》くなる場所の推移《すいい》と在宅療養《りょうよう》

現在は病院で亡《な》くなる方が八十%近くですが、在宅医療の体制を充実《じゅうじつ》させ、自宅で療養《りょうよう》し、住みなれた家で最期《さいご》を迎《むか》えることができるような環境を整えようという方針で、在宅医療《いりょう》の体制づくりがはじまっています。

二〇二五年には団塊《だんかい》の世代が七十五歳《さい》になるなど人口ピラミッドも変化し、多老多死の時代を迎《むか》えること、高齢者《こうれいしゃ》の人口増加が首都圏《しゅとけん》や大阪府《おおさかふ》、兵庫県《ひょうごけん》、愛《あい》知県《ちけん》、北海道《ほっかいどう》、福岡県《ふくおかけん》などに集中してい

死亡《しぼう》場所の推移《すいい》

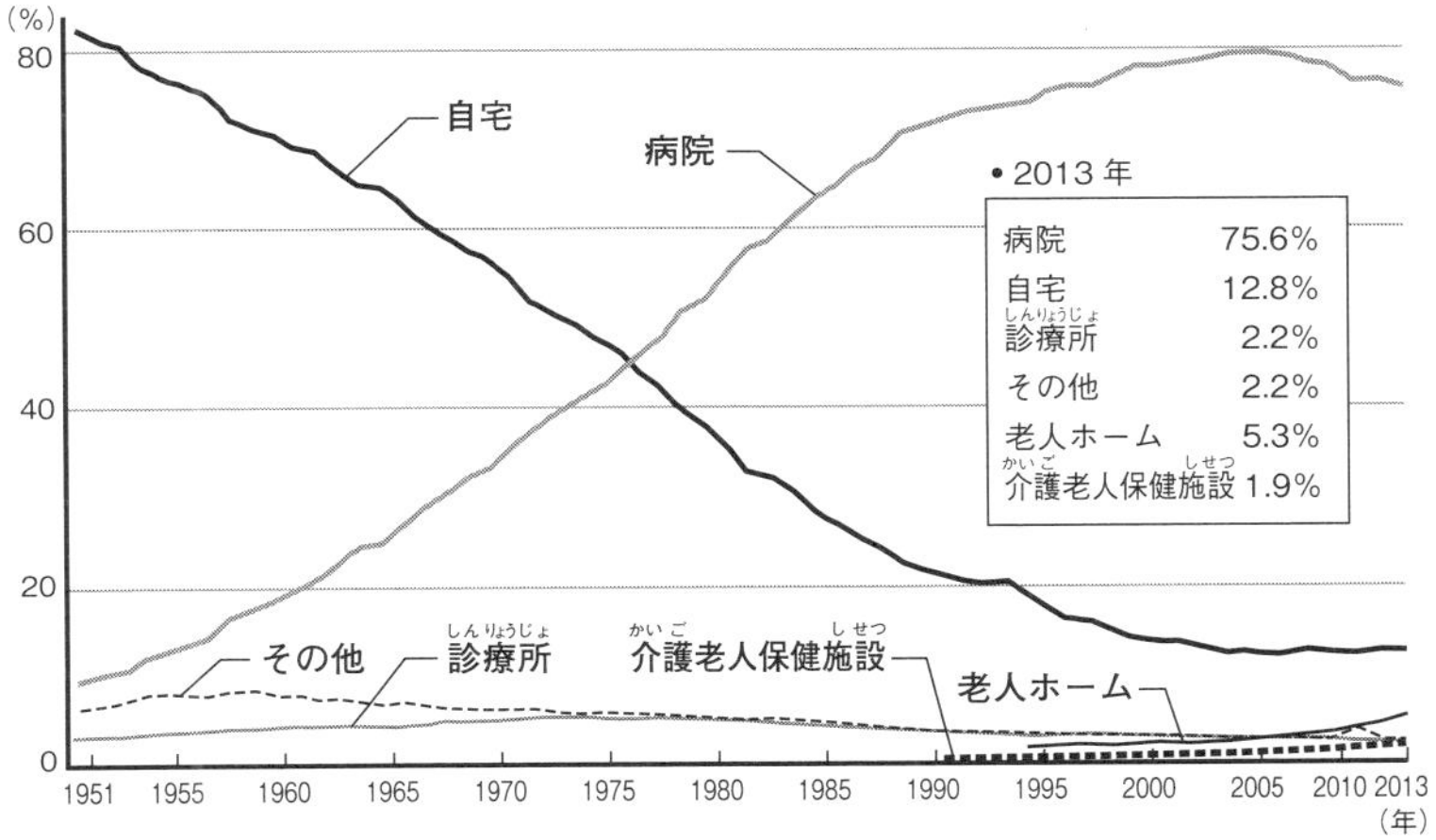

※1994年までは老人ホームでの死亡は、自宅に含《ふく》まれている。　出典）厚生労働省「人口動態統計」

ること、また、終末期は自宅で療養《りょうよう》したいという国民の希望が四割を超《こ》えていることが背景にあります。

　在宅療養では、第一章で紹介《しょうかい》したように、一人の患者《かんじゃ》さんを、地元のかかりつけ医師、訪問看護師、ヘルパー（介護士《かいごし》）、メディカル・ソーシャルワーカー（在宅では相談員）、ケアマネジャーなどさまざまな専門職が連携《れんけい》をとって支え、急変時や介護する家族などの休養のために短期で入院を受けいれる医療《いりょう》機関のバックアップを保障するといった体制づくりが進められています。

■在宅看護・介護《かいご》のイメージ

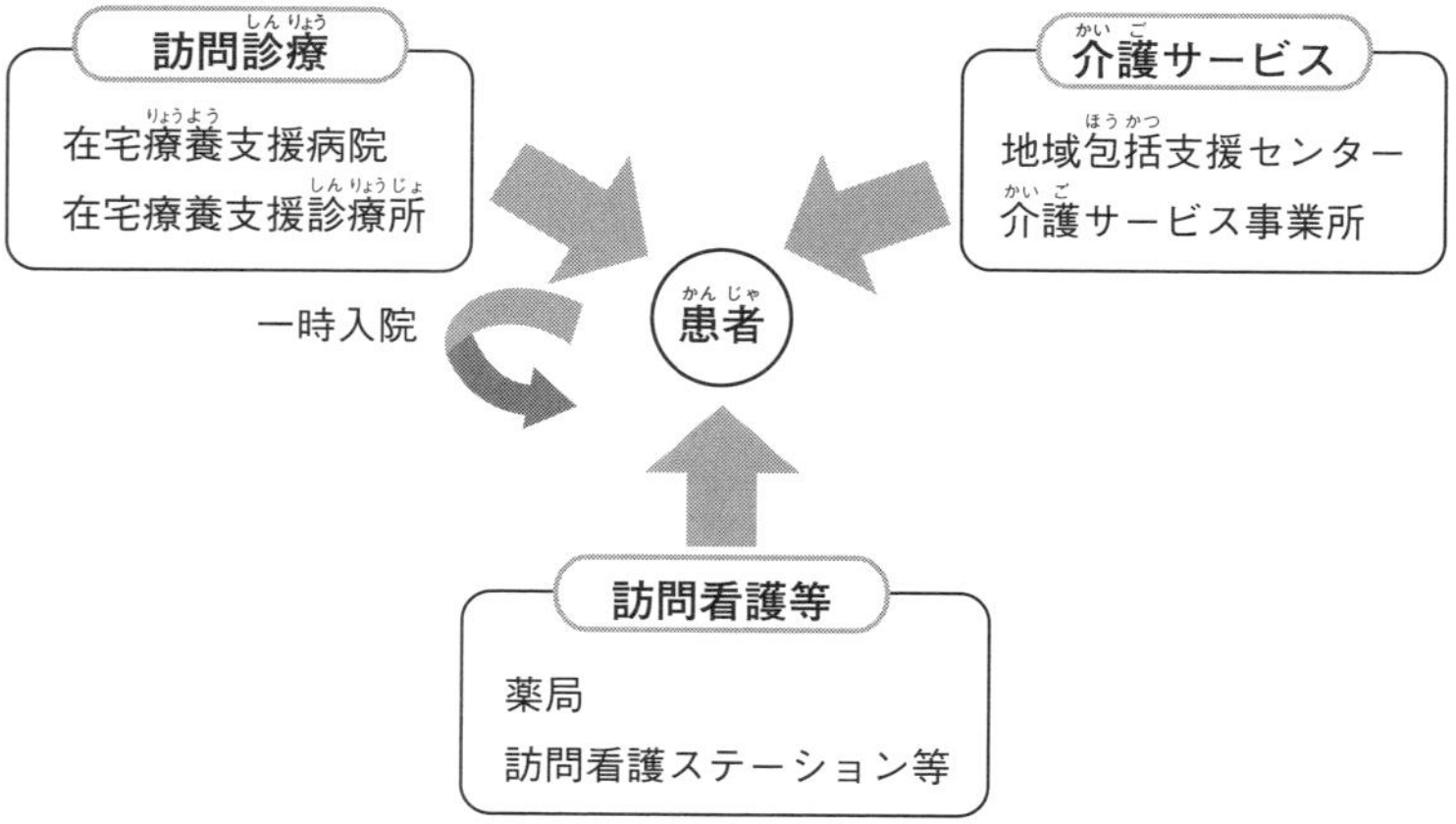

参考）厚生労働省「在宅医療の現状」

クォリティー・オブ・デスと緩和《かんわ》ケア

以前は、医療の目的は延命であり、患者さんの死は医療の負けと、とらえられていました。現在では、安らかに死ねないことが負けと、考えられるようになってきました。死の質、「クォリティー・オブ・デス」が問われるようになってきたのです。

そこでたいせつになってくるのが緩和《かんわ》ケアです。

緩和ケアとは、「重い病を抱《かか》える患者やその家族一人ひとりの体や心などのさまざまなつらさをやわらげ、より豊かな人生を送ることができるように支えていくケア」（特定非営利活動法人日本緩和医療学会《にほんかんわいりょうがっかい》「市民に向けた緩和ケアの説明文」）を言います。短く言うと「病気に伴《ともな》う心と体の痛みを和《やわ》らげること」（厚生労働省緩和ケア推進検討会）です。

具体的には、痛みや息苦しさ、吐《は》き気《け》、食欲不振《ふしん》、だるさなどの身体的苦痛、不安、気分の落ちこみ、おそれ、怒《いか》り、孤独感《こどくかん》などの精神的苦痛、仕事や職場、経済的な問題、家庭内の問題、相続問題など社会的苦痛、人生や苦しみの意味、死の恐怖《きょうふ》、死生観に対する悩みなどがあると言われ、それぞれへの治《ち》療《りょう》とケアが専門職によっておこなわれます。

緩和《かんわ》ケアを受ける時期についても、がんなどの病気を治すことがむずかしくなってからではなく、診断《しんだん》されたときから必要に応じ治療と並行《へいこう》しておこなわれるものという理解が広がっています。また、死に向かう患者《かんじゃ》さんを看取《みと》る苦しさ、亡《な》くなったあとの家族のグリーフケアまでふくめて、これからの緩和ケアとする考え方も出てきています。

■緩和《かんわ》ケアに関する考え方の変化

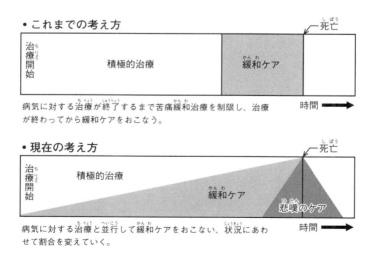

• これまでの考え方

病気に対する治療《ちりょう》が終了《しゅうりょう》するまで苦痛緩和《かんわ》治療を制限し、治療が終わってから緩和ケアをおこなう。

• 現在の考え方

病気に対する治療《ちりょう》と並行《へいこう》して緩和《かんわ》ケアをおこない、状況《じょうきょう》にあわせて割合を変えていく。

緩和《かんわ》ケア病棟《びょうとう》とホスピス

緩和《かんわ》ケア病棟《びょうとう》では、がんの進行などにともなう体や精神的な症状《しょうじょう》があり、抗《こう》がん剤《ざい》や放射線治療などが困難となった、あるいはこれらの治療を希望しない患者さんをおもな対象としています。

緩和ケア病棟の、一般《いっぱん》の病棟とのおもな違《ちが》いは次のようなものです。

①体と心の苦痛緩和に力を注ぐ。
②苦痛をともなう検査や処置を少なくしている。
③患者さんやご家族がくつろげる談話室や娯楽室がある。
④面会時間の制限がない。
⑤患者さんのご家族が過ごしやすい設備がある。

ホスピスも同様の医療《いりょう》内容を提供する施設《しせつ》です。

絵本『ホスピスってなぁに？——困っているあなたのために——』（編集・監修《かんしゅう》：特

定非営利活動法人日本《にほん》ホスピス緩和《かんわ》ケア協会《きょうかい》　発行：社会福祉《ふくし》法人ＮＨＫ《エヌエイチケー》厚生文化事業団）には、ホスピスがどんなところかが、わかりやすく書かれています。

日本では、一九八一年に静岡県浜松市《しずおかけんはままつし》の社会福祉法人聖隷福祉事業団《せいれいふくしじぎょうだん》総合病院に開設されたホスピスを第一号として、現在、ホスピス、緩和ケア病棟《びょうとう》を合わせて三五七施設《しせつ》七一八四床《しょう》がつくられています（特定非営利活動法人日本ホスピス緩和ケア協会二〇一五年六月十一日現在）。しかし、がんで亡《な》くなる方など、必要としている床数《しょうすう》にはるかにおよばないこと、地域による差が大きいことなどが問題とされています。

コラム

近代ホスピスの祖：シシリー・ソンダース

シシリー・ソンダースは、一九一八年、イギリスの裕福《ゆうふく》な家に生まれました。オックスフォード大学の学生時代に第二次世界大戦を経験。看護の世界を志しますが両親の反対で断念し、その後再挑戦《さいちょうせん》して看護学校に入ります。しかし持病の背中の痛みのため、看護師の仕事は無理と診断《しんだん》されました。彼女は患者《かんじゃ》とともにいたいと、現在の医療《いりょう》ソーシャルワーカーの仕事をめざし、猛勉強《もうべんきょう》のすえ、二十九歳《さい》でセント・トマス病院に職を得ます。

シシリーは、はじめて受けもった末期患者の一人デビット・タスマと恋に落ち、二人は死にゆく人がどうしたら安らぎを覚えるかということを熱心に話しあいました。彼はシシリーに五百ポンドを残します。「死にゆく人のために仕事をしたい」という彼女の決意はますます固くなりました。

その後、夜間ボランティア婦長としてセント・ルカ病院という「死にゆく人のための施設」で仕事をし、入院患者一人ひとりの尊厳を絶対的なものとしてたいせつにする設立者のハワード・バレット博士の哲学《てつがく》に影響《えいきょう》を受けます。痛みがくる前にモルヒネを飲み、最期《さいご》まではっきりした意識をもち、痛みから解放されて過ごす患者《かんじゃ》を目のあたりにしたことも、のちの彼女の仕事に大きな影響をあたえました。

三十三歳《さい》のとき、「医師になって末期患者を笑顔《えがお》にしてほしい」と上司に勧《すす》められ、三十九歳で医師の資格を得、末期がんの痛みの研究をしながらロンドン郊外《こうがい》のセント・ジョゼフ・ホスピスではたらきます。そして、それらの施設《しせつ》で学んだことをもとにして、一九六七年、セント・クリストファー・ホスピスを開設し、世界のホスピス運動のさきがけとなりました。のちに社会の変革に貢献《こうけん》した女性として、エリザベス女王からディムという貴族の称号《しょうごう》を受けています。

彼女は六十二歳でポーランド人の画家と結婚し、幸せな結婚生活を送りました。一九九七年には来日し、講演などをおこなっています。そして、二〇〇五年にセント・クリストファー・ホスピスで亡《な》くなりました。八十七歳でした。

グリーフとグリーフケア

親や配偶者《はいぐうしゃ》、子どもや友人など、たいせつな人を失ったときの深い悲しみ、悲嘆《ひたん》を「グリーフ」と言います。

日本の社会では、以前は世帯の人数も多く（一九五〇年代には平均五人）地域や親族のなかで、見守っていてくれる人、話を聞いてくれる人がいました。子どもが育つときにもその人たちの存在は助けになりましたが、だれかが悲嘆を抱《かか》えたときにも大きな役割をはたしていました。

現在は、核家族《かくかぞく》で一所帯の人数が約二・五人（二〇一四年）と少なくなり、単独所帯も増えています。だれかが亡《な》くなったとき、その痛手が大きく感じられるばかりでなく、その悲嘆に向きあう人を見守り、支えてくれる人も身近にいなくなっています。

グリーフは心身に大きな打撃《だげき》をあたえ、何年も苦しむ人もいます。悲しみという感情は、人間がみなもっているもので、決して病的なものではありませんが、残された人が、たいせつな人の死をどう受けとめ、どう生きていくかは、大きな問題です。

グリーフを抱《かか》える人に寄りそい、日常生活に戻《もど》っていかれるように支援《しえん》するのがグリーフケアです。幼い子どもを病気で亡《な》くした親、自死の遺族など、同じ悲しみや苦しみを抱える人どうしが集まり話しあう場も、当事者を中心にさまざまにつくられています。近年は、医療施設《いりょうしせつ》でグリーフケアに取りくむところも出てきています。

埼玉医科大学国際医療《さいたまいかだいがくこくさいいりょう》センターの精神腫瘍科《しゅようか》では、「がん患者《かんじゃ》と家族がよりよい日常を送れるように精神・心理学的側面から支援する」ことを理念に掲《かか》げ、対象を①がん患者　②がん患者の家族【家族外来《がいらい》】③がん患者の遺族【遺族外来】としています。遺族外来はここが日本で初めてです。

長野県松本市《ながのけんまつもとし》の社会医療法人城西医療財団《じょうさいいりょうざいだん》城西病院には「グリーフケア外来」があります。

また、社団法人日本老年医学会《にほんろうねんいがくかい》の「立場表明二〇一二」では「高齢者《こうれいしゃ》の終末期の医療およびケアには、患者本人だけでなく家族などのケアもふくまれる」としたうえで、「また、患者が死にゆく過程にあることを家族が受けいれるための支援や、患者の死後における家族のグリーフケアもわすれてはならない」としています。

事故や自然災害、事件などでたくさんの方が亡《な》くなることもあります。そこでの遺族のグリーフケアは、社会的に重要な仕事となります。

二〇〇五年のＪＲ《ジェイアール》福知山《ふくちやま》線《せん》脱線《だっせん》事故では一〇七人の方々の命が失われました。その遺族の方々のグリーフケアをきっかけに、兵庫《ひょうご》県《けん》尼崎《あまがさき》市《し》の聖《せい》トマス大学に二〇〇九年につくられたのが「グリーフケア研究所」で、日本ではじめてグリーフケアを専門とした教育機関です。研究所が正式に設立する前の二〇〇七年、西日本《にしにほん》旅客《りょかく》鉄道《てつどう》株式会社の寄付・協力で開かれた公開講座「『悲嘆《ひたん》』について学ぶ」には、三百人の定員に対し、二〜三倍の応募があり、さらに受講生は熱心で出席率も高い状態が続きました。現在、研究所は上智《じょうち》大学に移り、悲嘆や心理学を学ぶ、グリーフケア専門職の養成講座を開いています。また、一般社団法人日本《にほん》グリーフケア協会《きょうかい》（東京《とうきょう》都《と》西東京《にしとうきょう》市《し》）などでも、グリーフケアを社会に生かすアドバイザーの養成をおこなっています。

あとがきにかえて　義母と実母の死から学んだこと

この本では、これまでの自分の訪問看護師としての経験を語るはずでした。ところが、原稿《げんこう》をまとめている最中に、わたし自身が義母と実母を看取《みと》ることになりました。

義母とは、わたしが結婚してから三十四年間同居していました。

義父は二十三年前にがんをわずらい、数か月の闘病《とうびょう》のすえ、自宅で最期《さいご》を迎《むか》えました。義父には病名を告知しなかったこともあり、亡《な》くなる二か月前まで旅行に出かけていました。最期はせん妄《もう》による混乱状態となりましたが、入院せず、家で過ごすことができました。

義父が亡《な》くなってからの義母は、精神的に不安定な状態が続きました。ときどき意識をなくすことがありましたが、検査をしても「異常なし」でしたから、嫁《よめ》のわたしに気にかけてほしくてとった行動ではないかと思っていました。

義母が八十五歳《さい》を過ぎたころから、家で過ごしているだけでは、不安定な症状《しょうじょう》がエスカレートしてしまうのではないかと懸念《けねん》して、介護《かいご》保険のサービスを利用するように勧《すす》めました。義母はいやがりましたが、とりあえず、デイサービスをつかうことにしました。はじめのうちは新しい環境に対する不安や、好きなように毎日を過ごすことができないという不満があった義母でしたが、自分の居場所が増えたこともあり、のちには感謝されることとなりました。

デイサービスを利用していたので、義母の活動が低下することはありませんでしたが、どういうわけか徐々《じょじょ》にやせていきました。持病で通院していた病院で胃カメラの検査を受けましたが、異常はありません。加齢《かれい》とともに食べられないことはしかたがないですが、食欲のない期間が半年以上も続くと、次第に体力が低下していきました。デイサービスの事業所では、食事がとれないことに不安を感じていましたが、義母は「食べられるときに食べているから大丈夫《だいじょうぶ》」と、周囲の言葉をあまり気にしていませんでした。ときには孫娘《まごむすめ》といっしょに出かけ、好きなものを食べていたこともあり、わたしもあまり心配せず、気分が落ちこんでいるときは、食べられないのもしかたがないのかと思うようにしていました。しかし、そんなところに、義母の息子《むすこ》（次男）の突然の訃報《ふほう》がもたらされました。それからは寝込《ねこ》むようになり、生きる気力が失われたようでした。

「このまま食べられないと心配だから、病院で検査をしてもらいますか」とたずねると、「もう歳《とし》だから、このまま家にいたい」という返事でした。

食事がとれないことで、義母の体力はどんどん低下していきました。病院へも通えなくなってしまい、ついに訪問診療《しんりょう》を受けることになりました。水分もあまりとれなくなった状況《じょうきょう》に、「このままでいいのか」という不安がわたしのなかに生まれてきました。そこで、本人の意思を確認し、点滴《てんてき》で水分と栄養をとることにしました。

点滴がきっかけとなり、体のバランスが整い、食べられるようになればとの期待があったのですが、現状は変わりませんでした。

「このまま食べられないと死んでしまうよ！」と、わたし。

「頑張《がんば》る！」と、こたえる義母。

一日一本の小さな乳酸飲料が、唯一《ゆいいつ》口にするものとなりました。一日に少しの水分（点滴）と飲みもの（乳酸飲料）でしたから、排泄《はいせつ》も一日一回でした。リフォームしてベッドを下りたところにトイレがありましたから、義母ははってでも自力でおこなっていました。これまでの経験から、動ければ、ほとんどの患者《かんじゃ》さんは、最期《さいご》のときの直前まで、トイレ移動をすることがわかっています。わたしたち夫婦は、朝仕事に出る前と、夜の二回、トイレ介助《かいじょ》をすることにしました。義母の基本的な欲求や自尊《じそん》感情を理解しなければいけない、と思ってのことでした。

そろそろ休暇《きゅうか》をとって義母の介護《かいご》をしなければと思い、半日の休暇をとって帰ったその日でした。孫娘《まごむすめ》が、「おばあちゃんがトイレに下りたいと言ったから体を起こしてあげたけど、動けなかった」と対応に困っていました。そのとき、突然《とつぜん》義母の吐血《とけつ》がはじまりました。ちょうどそこに、義母の娘（長女）がやってきました。いままでの経過と義母の「家にいたい」という意思、もう最期《さいご》かもしれないことを彼女に説明しているうちに、義母の状態がどんどん悪化していき、徐々《じょじょ》に肩で息をするようになり、しばらくすると呼吸が止まりました。

病院に行かず、このままでよいのだろうか。

義母は最期《さいご》まで家で過ごしたいと言っていた。病院に行っても、もうなにもできることはないだろう。義母の希望と世間体《せけんてい》が頭をよぎりました。義父を看取《みと》り、気弱になった義母の介護《かいご》に二年間。できることはやっただろうか……、そんな葛藤《かっとう》のなかで、義母を看取りました。

それから二年後、実の母親が亡《な》くなりました。

母は、姉夫婦と暮らしていました。狭心症《きょうしんしょう》やリュウマチをわずらい、両股関節《りょうこかんせつ》を何度も手術しています。心臓疾患《しんぞうしっかん》もありましたから、いつかは……と不安な思いはありましたが、はなれて暮らしていましたので、ときどき思いをめぐらすくらいでした。

亡《な》くなる三か月ほど前のことです。姉の家へ行き、入浴介助《かいじょ》をしながら、もうすぐ九十歳《さい》になるという母にたずねました。

「これから先、そんなには長く生きられないと思うけれど、やり残していることや心残りなことや、なにか言っておきたいことはない?」

なんとなく予感があったのでしょうか。母は、これまで口にしたことのない戒名《かいみょう》(仏教で、死んだ人につける名前)のことや、長女(わたしの姉)のことなどを話しはじめたのです。

数か月して、母の身のまわりのものの整理を計画したのも、とくに深い意味はありませんでした。母の意思を確認しながらおこない、荷物を整理しおえたら、部屋が明るく広くなりました。しかし、母は少し不安そうな顔をしていました。

その一週間後のこと。トイレにすわったままの状態で、母は亡《な》くなりました。家族が発見したときは、おだやかな表情だったそうです。

同居の家族には突然のこととなり、孫娘《まごむすめ》はしばらく祖母の死を受けいれられなかったようでした。わたしは、母の意思を少しでも支えていこうという気持ちで覚悟《かくご》をしていたこともあり、自然に受けいれることができたと思っています。

義母を看取《みと》ったあとは、しばらく気持ちの整理がつかず、いまでも本当にあれでよかったのか、と自問自答するわたしがいます。その一方で、それでもやれることをやったと自分を納得させているわたしもいます。

実母へのそれは、これで、母もやっと痛みから解放された！　という安堵《あんど》の気持ちが大きいですが、都合よく自分を納得させているのかもしれません。

思い起こしてみると、看取りを経験した家族の方たちは、「これでよかったのか」という思いをどなたも抱《いだ》いているような気がします。亡《な》くなった方の意思を充分《じゅうぶん》に反映できたのだろうか。その思いは、時間とともに自分なりの経過をたどって、癒《いや》される場合もありますし、長くなぐさめの時間を必要とする方もいらっしゃいます。それでも、人は、なんとか自分なりの人生を前向きに進んでいくのでしょう。

家族、あるいは身近な人を亡くすという経験をするまで、人は「死」について深く考えようとはしないものです。まして、若い読者のみなさんにとって、死は遠いところにあるかもしれません。しかし、もし、たいせつな家族が、人生の最期《さいご》を迎《むか》えることになったらと想像したら、どうでしょう。もしくは、自分が直面したときには……。

亡くなる人の意思にそった最期を迎えられることは、残された家族や身内の人がこれから生きていくための手助けになるとわたしは確信しています。この本で紹介《しょうかい》した「看取りを経験した方たち」の話や、終末期医療《いりょう》についてのさまざまな現実を知ることで、たくさんの方が、人生の終末をなごやかに過ごすことができたら、と願っています。

最後に、この本を書く機会をあたえ、企画《きかく》・構成をしてくださった稲葉茂勝さんに深く感謝します。また、人が亡くなるという悲しい現実が記された文章に、あたたかい絵をつけてくださった山中桃子さんに感謝の意を表します。そして、わたしのつたない文章を編んでくださった二宮祐子さん、池田春子さん、宮本輝《ひかる》さん、ありがとうございました。そして、この本を発行してくださった彩流社の竹内淳夫社長、ありがとうございました。

宮﨑照子

二〇一六年　四月

参考文献

『シシリー・ソンダース』シャーリー・ドゥブレイ　若林一美　他訳　日本看護協会出版会　１９８９年10月
『あした野原に出てみよう　在宅ホスピス医のノートから』内藤いづみ　オフィス・エム　１９９７年11月
『死別の悲しみを超えて』若林一美　岩波書店　１９９４年11月
『よく生き　よく笑い　よき死と出会う』アルフォンス・デーケン　新潮社　２００３年９月
『写真でわかる訪問看護』押川眞喜子監修　インターメディカ　２００７年12月
『死の文化を豊かに』徳永進　ちくま文庫　２０１０年６月
『大切な人をどう看取るのか　終末期医療とグリーフケア』信濃毎日新聞社文化部　岩波書店　２０１０年３月
『悲しんでいい　大災害とグリーフケア』高木慶子　ＮＨＫ出版新書　２０１１年７月
『在宅医療バイブル―家庭医療学、老年医学、緩和医療学の３領域からアプローチする』川越正平編著　日本医事新報社　２０１４年２月
『ケアの宛先　臨床医、臨床哲学を学びに行く』鷲田清一・徳永進　雲母書房　２０１４年６月
『ナイチンゲールの市街戦１』『同２』鈴木洋史・原作　東裏友希・漫画　小学館　２０１４年11月／２０１５年４月
『家で安心してすごすために～在宅療養ハンドブック～』東京都新宿区健康部健康推進課　２０１５年４月

参考資料

「終末期医療の決定プロセスに関するガイドライン」厚生労働省　http://www.mhlw.go.jp/shingi/2007/05/s0521-11.html

「対外報告　終末期医療のあり方について―亜急性型の終末期について」日本学術会議臨床医学委員会終末期医療分科会
http://www.scj.go.jp/ja/info/kohyo/pdf/kohyo-20-t51-2.pdf

「高齢者の終末期の医療およびケア」に関する社団法人日本老年医学会の「立場表明」２０１２
http://www.jpn-geriat-soc.or.jp/tachiba/jgs-tachiba2012.pdf

「在宅医療の最近の動向」厚生労働省医政局指導課在宅医療推進室
http://www.mhlw.go.jp/seisakunitsuite/bunya/kenkou_iryou/iryou/zaitaku/dl/h24_0711_01.pdf

「在宅医療・介護の推進について」厚生労働省　在宅医療・介護推進プロジェクトチーム
http://www.mhlw.go.jp/seisakunitsuite/bunya/kenkou_iryou/iryou/zaitaku/dl/zaitakuiryou_all.pdf

「在宅医療・介護連携のための市町村ハンドブック」独立行政法人国立長寿医療研究センター
http://www.mhlw.go.jp/file/06-Seisakujouhou-12400000-Hokenkyoku/0000073811.pdf

「ホスピスってなぁに？　――困っているあなたのために――」特定非営利活動法人日本ホスピス緩和ケア協会編集・監修
社会福祉法人ＮＨＫ厚生文化事業団　http://www.npwo.or.jp/library/hospice/hospice_guide.pdf

「これからの過ごし方について」ＯＰＴＩＭ緩和ケア普及のための地域プロジェクト（厚生労働科学研究　がん対策のための戦略研究）　http://gankanwa.umin.jp/pdf/mitori02.pdf

「がんの療養と緩和ケア」がん情報サービス　２０１５年７月更新
http://ganjoho.jp/data/public/qa_links/brochure/odjrh3000000purk-att/204.pdf

た　行

な　行

は　行

ま　行

や　行

ら　行

用語さくいん

この本の本文に出てくる重要な用語や名称を50音順にならべました。

あ　行

か　行

さ　行

《著者紹介》

宮﨑照子（みやざき　てるこ）

1952年栃木県生まれ。40年以上看護師として勤務する。2005年より訪問看護ステーション管理者として、訪問看護師としてはたらく。2015年、那須赤十字訪問看護ステーションを退職。現在は、一般社団法人 栃木県訪問看護ステーション協議会の事務局長として訪問看護ステーションにかかわる。

絵／山中桃子（やまなか　ももこ）

1977年栃木県生まれ。女子美術大学卒業。『田んぼのいのち』『牧場のいのち』（ともにくもん出版）で、ブラティスラヴァ世界絵本原画ビエンナーレ入選。絵を担当した作品に『俵万智３・11短歌集　あれから』（今人舎）、『３．11が教えてくれた防災の本（全４巻）』（かもがわ出版）など。

企画・編集・デザイン・制作／こどもくらぶ（稲葉茂勝、二宮祐子、尾崎朗子）

こどもくらぶは、遊び・国際交流・福祉分野の児童書・教育書を企画・編集しているエヌ・アンド・エス企画編集室の愛称。最近は、大人も読める翻訳絵本も積極的に手がけている。

写真協力／医療法人財団青葉会 訪問看護ステーション「あその郷」

訪問看護《ほうもんかんご》の現場《げんば》で考《かんが》える

もうすぐ亡《な》くなります

──なごやかな終末《しゅうまつ》をめざして

二〇一六年五月一六日　第一刷発行

著　者　宮﨑照子

発行者　竹内淳夫

印　刷　モリモト印刷株式会社

製　本　株式会社難波製本

発行所　株式会社彩流社

〒一〇二―〇〇七一

東京都千代田区富士見二―二―二

電話　〇三―三二三四―五九三一

FAX　〇三―三二三四―五九三二

ISBN978-4-7791-2195-1　NDC369

Printed in Japan

彩流社ホームページ　http://www.sairyusha.co.jp　E-mail　sairyusha@sairyusha.co.jp